YOGA

FÜR STARKE FRAUEN

Daphne Patellis

YOGA
FÜR STARKE FRAUEN

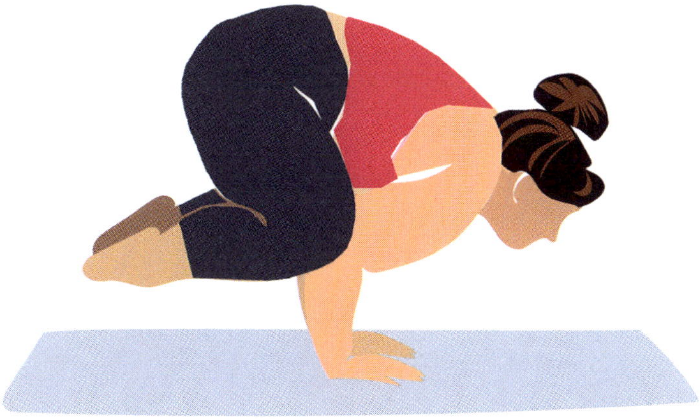

Mit Yoga zu mehr Beweglichkeit
und Selbstvertrauen

CHRISTIAN

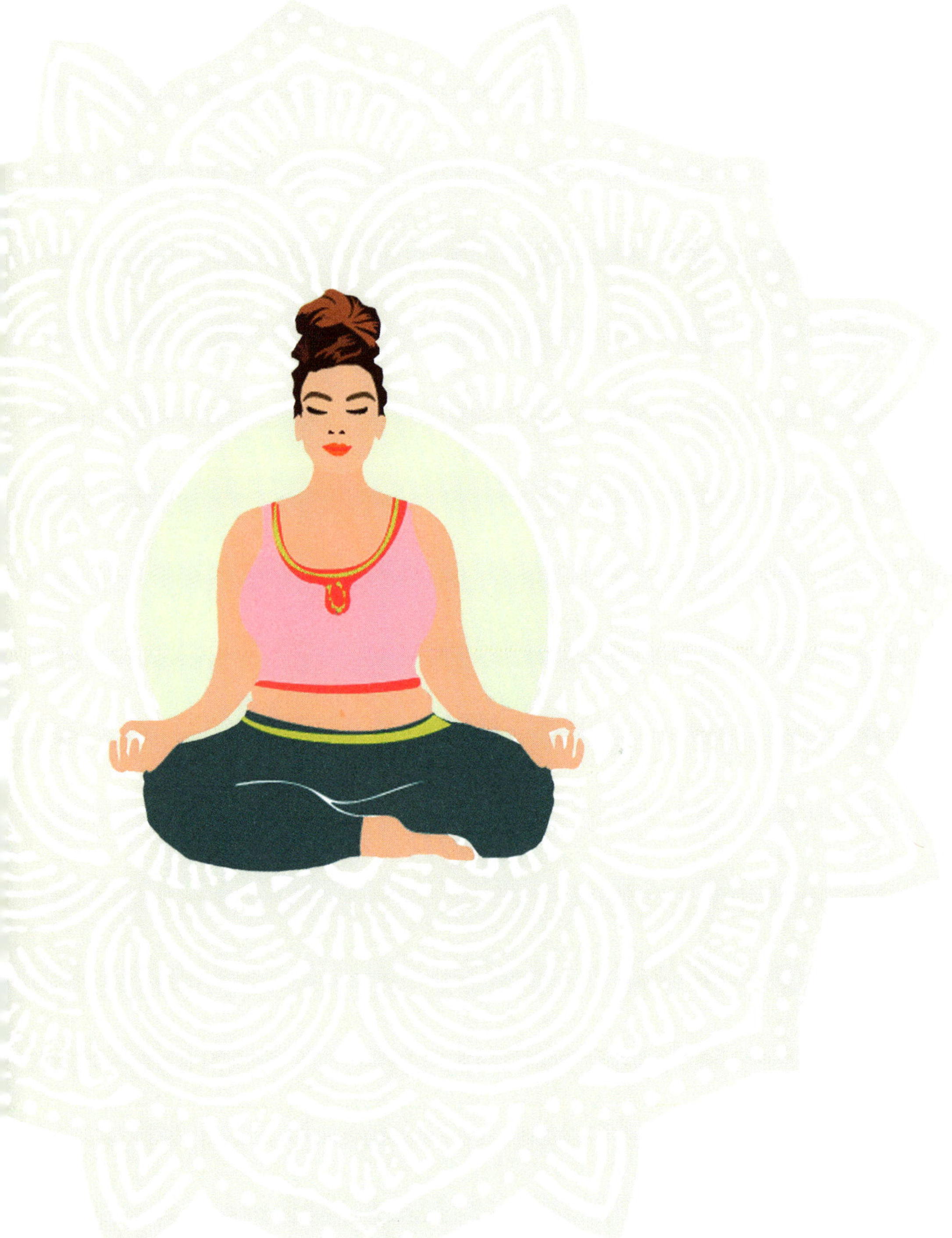

Inhalt

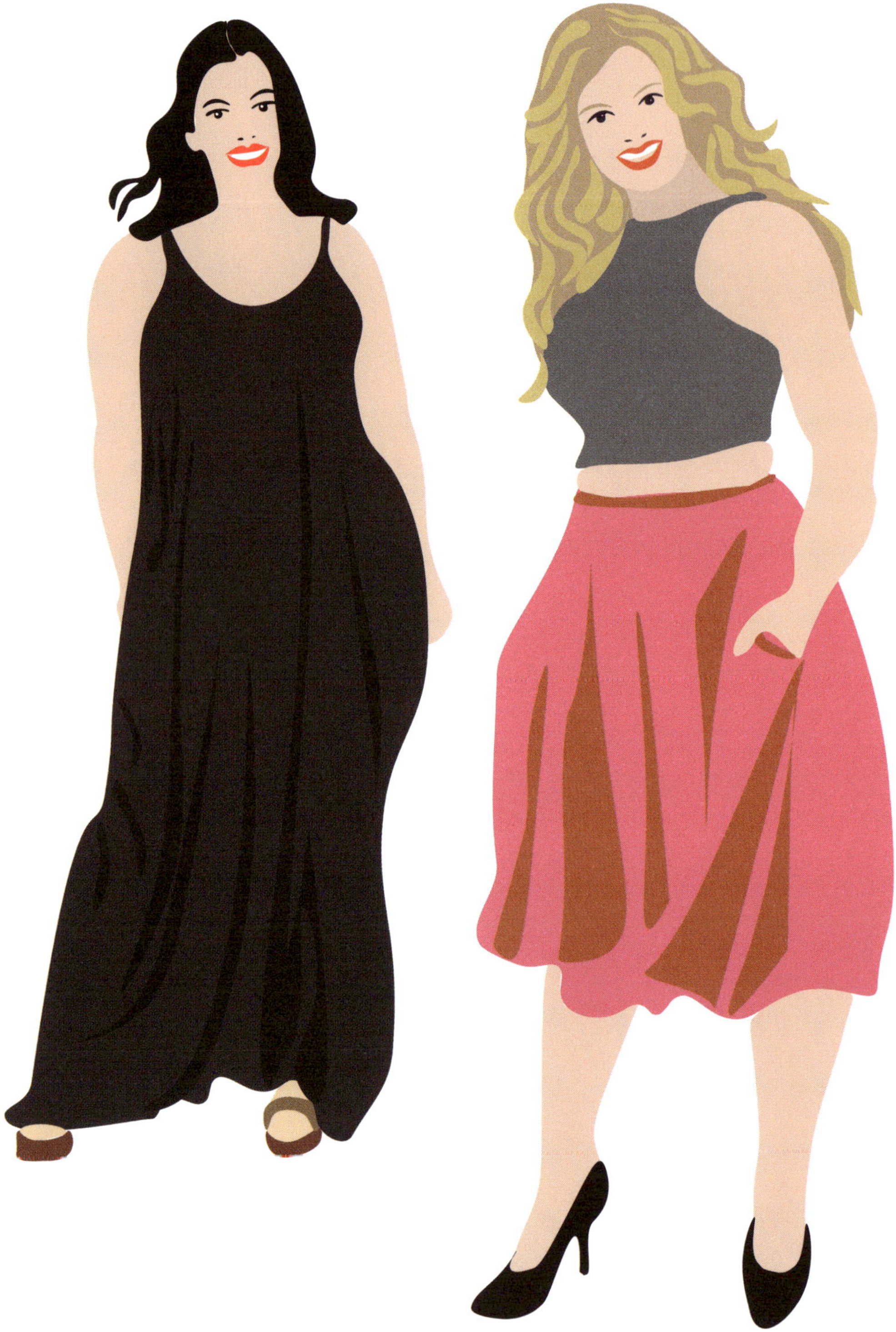

Vorwort – Nur für Starke?!

An kurvigen Models, fülligen Schauspielerinnen oder anderen gewichtigen Persönlichkeiten des öffentlichen Lebens gibt es nahezu kein Vorbei mehr. Der Trend zu genussvoller Fülle hat auch schon einen Namen: Plus Size. Im Alltag sehen sich Molligere jedoch mit einigen Problemen konfrontiert. Denn wer kennt das nicht, dass die schicken Teile maximal bis Größe 42 angeboten werden? Und selbst die sind meist schon nach zwei Tagen im Geschäft ausverkauft. Bei Sportmode schließen sich die Adjektive »praktisch« und »ästhetisch« für große Größen enttäuschend häufig gegenseitig aus. Ich frage mich oft, was die Frauenwelt ohne Internet mit den zahlreichen Online-Shops und wunderbaren Angeboten für starke Frauen machen sollte?

Trotzdem: Bitte gib dich auf keinen Fall mit abgeschlabberten T-Shirts und gammeligen Jogginghosen zufrieden! Warum mir das so wichtig ist? Stylische Oberteile etwa betonen den weiblichen Körper mit seinen Rundungen. So wird automatisch dein Selbstbewusstsein gepusht und auch das Körpergefühl wird aus der »lieber-verstecken«-Zone hervorgelockt. Genau hier fängt nämlich ganzheitliches Bewusstsein an, das ich dir mit diesem Buch näherbringen möchte. Genau hier fängt die Art von Selbstachtung an, die starken Frauen manchmal fehlt.

Ich möchte dir Yoga behutsam näherbringen. In deinem Tempo, und zwar ohne den Vergleichsdruck mit den superschlanken Yoga-Damen vom Studio um die Ecke. Für mich ist Yoga kein Abnehmtraining. Du findest in diesem Buch vielmehr Übungen, die stark machen – starke Haltung, gefestigter Rücken, tiefverwurzeltes Selbstvertrauen. Mir ist wichtig, dass du auf deinen Körper hören kannst: »Was tut mir eigentlich gut?« Sei nicht so streng mit dir selbst, falls nicht alles sofort funktioniert.

Yoga ist eine Reise. Eine Entdeckungsreise zu dir selbst. Dazu gehört es, über die eigene Komfortzone hinauszugehen. Und gleichzeitig die körperlichen Grenzen zu erkennen und anzunehmen. Yoga kann uns helfen, die täglichen Herausforderungen des Lebens unbeschwert zu erleben. Und das Beste daran: Meditation und Bewegung setzen Glückshormone frei. Wir müssen jedoch erst lernen, achtsam mit uns selbst umzugehen. Das heißt: den Augenblick wahrzunehmen und eine neue, vielleicht verloren geglaubte Lebendigkeit wiederzufinden. Erlebe die bewusste Begegnung mit deinem Körper als ein Geschenk. Also: Nehmt euch so an, wie ihr seid. Schön, rund und lebendig … eben starke Frauen!

Daphne

Einleitung

Eine aufmerksamere Selbstwahrnehmung, mehr Kraft und Energie und vor allem ein gesundes Selbstbewusstsein ... Wer wünscht sich das nicht? Mit meinen Yoga-Übungsfolgen und Tipps möchte ich dich motivieren, ein Bewusstsein für deinen Körper und Geist zu entwickeln. Gleichzeitig sollst du Spaß an der Bewegung haben, dich in deinem Körper wohl fühlen. Nur so können wir starke Frauen im doppelten Sinn sein.

Die körperlichen und geistigen Übungen der indischen Philosophie haben die Harmonisierung, also auch Stärkung, von Körper, Geist und Seele zum Ziel. Und genau das wünschen sich nicht nur schlanke Menschen. Yoga kann jeder praktizieren, egal mit welcher Figur. Wenn du schon mal einen Yoga-Kurs besucht hast, konntest du vielleicht schon erstaunt feststellen, dass runde Frauen oft viel beweglicher sind.

Yoga für starke Frauen zeigt dir einen Weg, wie du liebevoll im Einklang mit dir selbst sein kannst. Wenn du die Hemmschwelle zu einer Kursanmeldung noch nicht überwinden konntest, weil du dich zu unwohl mit deinem bewegten Körper unter anderen fühlst, hast du mit diesem Buch die Gelegenheit, auch zu Hause zu üben. Ich gebe zu: Am Anfang bedarf es ein wenig Disziplin und Überwindung. Aber schon bald wirst du merken, wie gut es sich anfühlt; und das nicht nur körperlich! Dein Stoffwechsel wird durch die Bewegungen angeregt, deine Körperhaltung verbessert sich durch die Stärkung deines Rückens und deiner inneren Mitte. Verspannungen lockern sich. Der gesunde Nebeneffekt hier: Kreislauf und Herztätigkeit regulieren sich ganz von selbst.

Die Atmung ist neben der körperlichen Bewegung ein weiterer Grundstein einer jeden Yoga-Übung. Die meisten Menschen atmen im Alltag zu flach und nur selten bewusst tief ein und tief aus. Folge davon können verkürzte Muskeln, eine hierdurch verminderte Flexibilität des Brustkorbs und letztendlich ein Verlust der körperlichen Spannkraft sein, die den ganzen Organismus in Schuss hält. Innere Organe werden dann nicht ausreichend mit Sauerstoff versorgt, was ihre Funktion einschränkt. Das natürliche Abwehrsystem wird somit geschwächt. Auch Konzentrationsstörungen sind ein lästiger Nebeneffekt. All das kann mit dem ganzheitlichen Wirken von Yoga verhindert werden.

Und jetzt geht's los ...

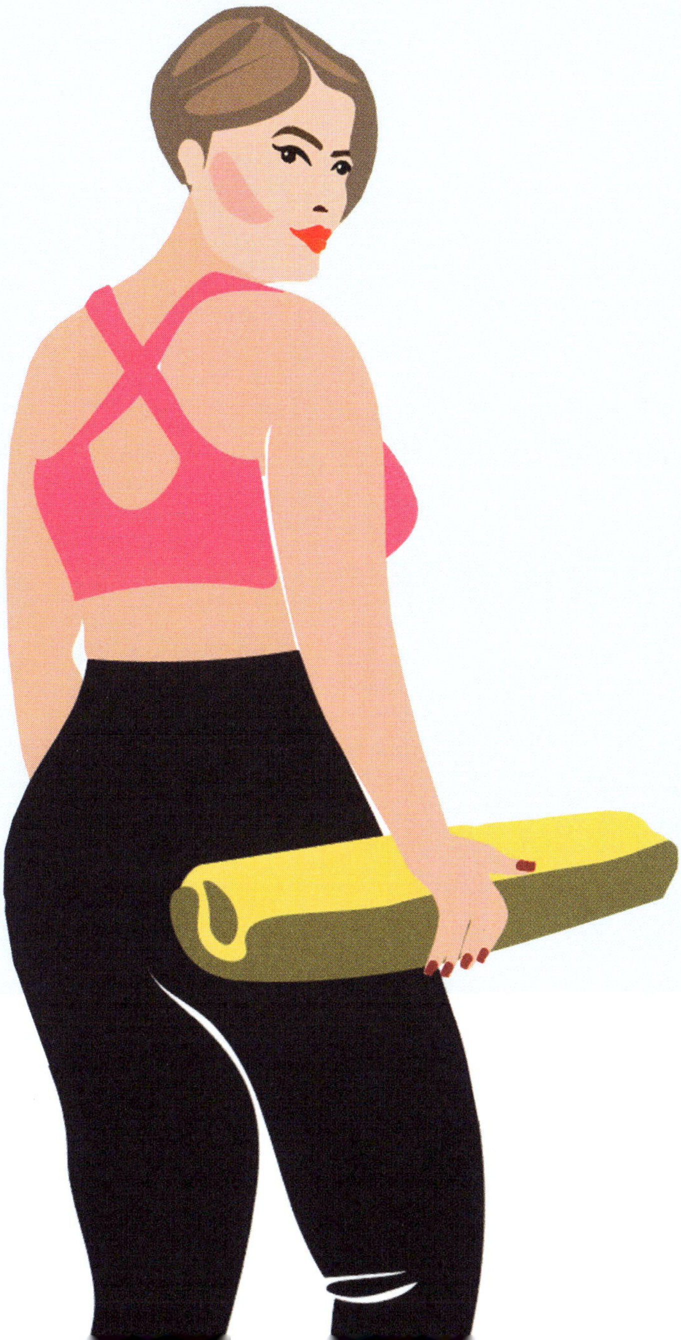

Yoga

Kleine Einführung

Lebensphilosophie Yoga

Hier erhälst du einen kurzen Überblick über den Ursprung und die Herkunft von Yoga. Yoga ist mehr als nur Asanas und Meditation, es ist eine Lebensphilosophie, die jeden Teilbereich des menschlichen Daseins anspricht.

Yoga ist eine philosophische Lehre aus Indien, deren Ursprung mehrere tausend Jahre zurückliegt. Ihre Grundpfeiler wurzeln im Hinduismus und Buddhismus. Heutzutage geht man davon aus, dass Yoga auf den Grundlagen der ältesten heiligen indischen Schriften, den sogenannten *Veden* basiert. Sie überliefern religiöses und philosophisches Wissen Indiens. Hymnen und Gedichte zeigen den Weg der Selbsterkenntnis auf, auch Mantras (am bekanntesten das »Om«) stehen dafür zur Verfügung. Das Wort Veda bedeutet grob umschrieben: »Das Wissen, das es zu finden gilt«. Es ist der Weg zur Vereinigung des Körpers mit seiner Seele, das Einswerden mit dem eigenen Bewusstsein.

Die Lehre des Yogas unterteilt sich in verschiedene geistige und körperliche Disziplinen. Den Begriff *Asanas* hast du vielleicht schon einmal gehört, das sind die Körperübungen. Sie sind jedoch nur ein kleiner Teil der ganzheitlichen Yoga-Lehre.

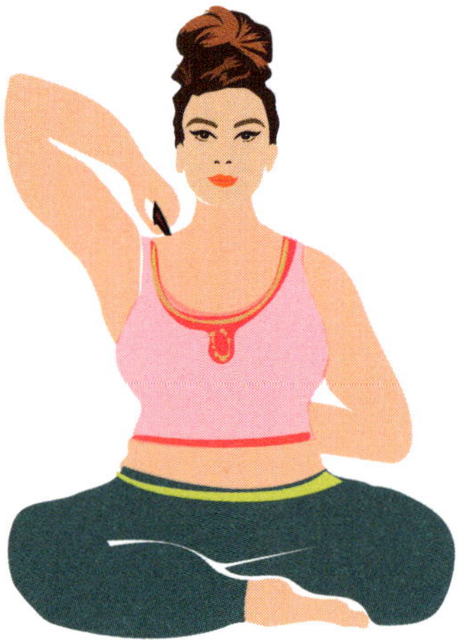

Das Yogasutra

Die wahrscheinlich ältesten uns überlieferten Yoga-Schriften verfasste der indische Weise Patanjali, der Vater des Yoga. Seinen Leitfaden, das Yogasutra mit seinem acht-gliedrigen Pfad, schrieb Patanjali schätzungsweise zwischen dem 2. Jahrhundert vor und dem 4. nach Christus. Hier definiert er Yoga als jenen inneren Zustand, in dem die seelisch-geistigen Vorgänge zur Ruhe kommen. Erst später kamen die heute weltweit bekannten Körperübungen hinzu.

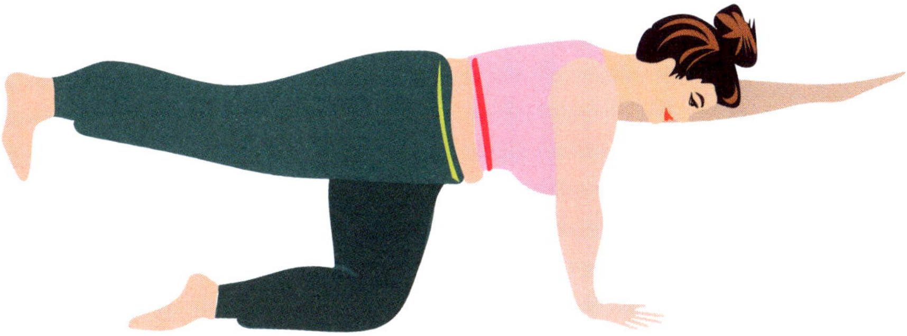

Die vier großen Kapitel des Yogasutra gliedern sich in:

1. Samadhi: Zustand
2. Sadhana: Weg
3. Vibhuti: Ergebnisse durch die Praxis
4. Kaivalya: Freiheit als Ziel

Der achtgliedrige Pfad

Spirituell Suchenden gibt Patanjali eine metaphorische Wegbeschreibung: den achtgliedrigen Pfad zur Vereinigung von Körper und Seele. Diese acht Glieder des Yoga sind keine starren Regeln. Es sind Denkanstöße und sie lassen sich sehr gut in den Alltag integrieren. Alle acht Glieder bilden eine ganzheitliche Einheit und können nacheinander als Entwicklungsstufen gemeistert werden. Alle Disziplinen wirken zusammen und ergänzen sich untereinander. Kein Pfad besteht ohne den anderen.

1. Yama – Unsere Haltung gegenüber unserer Umgebung, dazu gehören:
Ahimsa – achtsamer Umgang mit allen Lebewesen, Gewaltlosigkeit
Satya – bewusster Umgang mit Worten, Ehrlichkeit, Aufrichtigkeit, Treue, Loyalität
Asteya – nichts stehlen, materiell wie geistig
Brahmacharya – reiner Lebenswandel, sinnliche Genüsse beherrschen
Aparigraha – frei von Habgier

2. Niyama – Unsere Haltung gegenüber uns selbst, dazu gehören:
Shauca – Sauberkeit und Reinheit, regelmäßige Körperhygiene, gute Ernährung, Bewegung
Samtosa – Genügsamkeit, Bescheidenheit, Zufriedenheit, positive Betrachtungsweise des Lebens
Tapas – körperliche Reinigung sowie die Reinigung der Psyche
Svadhyaya – mein Ich reflektieren, Selbsterforschung
Ishvara-Pranidhana – Hingabe zu Gott oder der Schöpfung, ganz bewusst im Hier und Jetzt sein

3. Asana – Praxis der Körperübungen
Sie haben einen Einfluss auf die Energiewege im Körper.

4. Pranayama – Praxis der Atemübungen
Bewusste Kontrolle des Atems und damit der Lebensenergie. Der kontrollierte Atem ist auch für die Meditation wichtig.

5. Pratyahara – Nach-Innen-Ziehen der Sinne
Umgang mit der Sinneswahrnehmung, Rückzug in sich selbst. Wer widerstandsfähig gegen ungesunde Nahrung, Beziehungen und Eindrücke bleiben kann, ist offen für alles, was guttut.

6. Dharana – Konzentration
Konzentration des Geistes auf einen Punkt, bewusste Verbundenheit mit einem Betrachtungsgegenstand. Das völlige Sich-Verlieren schafft Ruhe im Geist.

7. Dhyana – Meditation
Absolute Versenkung

8. Samadhi – Die vollkommene Erkenntnis
Erleuchtung, innere Freiheit, absolute Glückseligkeit: das höchste Ziel im Yoga
Praktiziert werden in der westlichen Welt hauptsächlich Asanas, Pranayama sowie die Meditation.

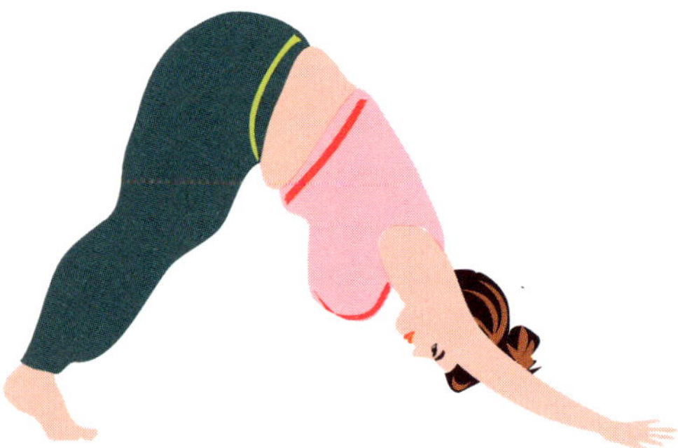

Die Asanas

Ein gestärkter Körper mit einem ausgewogenen Geisteszustand ist Grundvoraussetzung für inneres Gleichgewicht und allgemeines Wohlbefinden. Ein Ungleichgewicht von Körper und Geist kann seinen Ursprung in physischer Krankheit aber auch in seelischen Sorgen haben. Die Übungen beginnen mit der bewussten Wahrnehmung unseres Körpers, mit der Achtsamkeit und der Liebe zu ihm. Dem zugrunde liegt ein Annehmen dessen, was ist.

Die Asanas, eine Abfolge von körperlichen Übungen, können helfen, die innere Balance und den eigenen Frieden zu finden. Bereits einfache Asanas können große Effekte auf den Körper haben. Sie aktivieren gezielt Körperregionen. Dabei werden Schritt für Schritt auch schwere Übungen leichter. Der Körper lernt sich selbst kennen.Mit der körperlichen Stärkung kommt die seelische Stärkung, und umgekehrt. Du fühlst dich rundum wohl. Durch Asanas werden deine Lebenskraft, deine Vitalität und dein Vertrauen in dich selbst gestärkt.

Die Pranayamas

»Prana« bedeutet Lebensenergie, »ayama« die Kontrolle. Pranayama lässt sich somit interpretieren als das kontrollierte Zusammenspiel von Körper und Geist durch Atemübungen.

Die Regulierung des Atems unterstützt die Wirkung der Asanas und sollte auch im

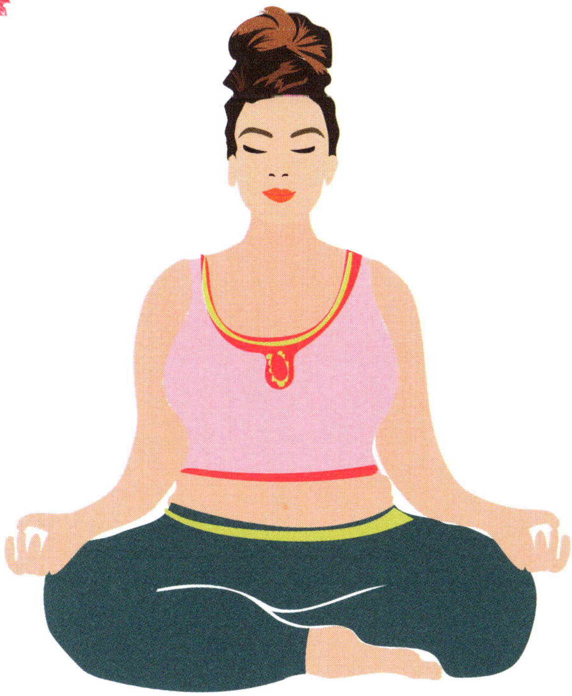

Alltag bewusst erlebt werden. Hierzu sollte man sich zuerst sein eigenes Atemmuster anschauen: Wie atme ich? – zu schnell, zu flach? Wie ist meine Atmung mit meinen Emotionen verknüpft? Bekomme ich genug Luft? Aufregung oder Stress lassen uns beispielsweise flach atmen.

Es gibt zahlreiche Atemtechniken, die verschiedene Muskelgruppen im Körper ansprechen und aktivieren, wie das Zwerchfell, Brust-, Bauch-, oder Beckenbodenmuskulatur. Unterscheiden lassen sich anregende Pranayamas (Atemübungen), die uns leistungsfähiger machen, und beruhigende Übungen, bei denen der Atem frei von Stress und Druck fließen kann. Fülle deine Lungen einfach mal bewusst und genüsslich mit frischem Sauerstoff. Fühle, wie deine Lebensenergie fließt. Merkst du, dass dir eine Übung nicht guttut, beende sie. Auch Atemübungen müssen gelernt werden und brauchen Zeit.

Die Meditation

Meditieren ist das Loslassen und das In-sich-kehren des Geistes. Der Körper lernt sein inneres Selbst kennen. Es ist keine leichte Übung, einen gedankenfreien Bewusstseinszustand zu schaffen und diesen dann auch noch zu genießen. Im Zuge der Meditation wird der Geist stiller, er konzentriert sich auf nur einen Punkt. Anfangs scheint es ein sehr langer Weg, den Stress des Alltags und all die negativen Gedanken hinter sich zu lassen. Es ist eine wahre Kunst, sich ganz auf den gegenwärtigen Moment zu fokussieren. Erlaube dir bei diesem Schritt des Pfades besonders viel Zeit.

Die ganzheitliche Wirkung von Yoga

Yoga macht fit und stark. Yoga tut gut. Auf Dauer gesehen und ganzheitlich angewendet macht Yoga auch schlanker. Das weiß heute fast jeder. Aber was macht Yoga eigentlich mit meinem Körper, meiner Seele und meiner Selbstwahrnehmung?

Yoga tut gut, sowohl körperlich als auch geistig. Aber wie genau funktioniert dieses Zusammenspiel? Was ist daran so besonders, dass es jeder macht?

Die heilende Wirkung für den Körper

Die Haltungen und Dehnungen der unterschiedlichen Asanas stärken deinen Körper dauerhaft. Zum Trainieren brauchst du keine Gewichte wie im Fitnessstudio. Du bedienst dich deiner eigenen Ressourcen und Kräfte. Der positive Effekt, der auch bald offensichtlich wird: gestraffte Muskeln und eine bessere Flexibilität deines ganzen Korpus. Auf diese Weise lösen sich Verspannungen. Mittlerweile ist nachgewiesen, dass bereits kurze, aber regelmäßig ausgeführte Übungseinheiten positive Auswirkungen auf das Gehirn und Nervensystem haben. Yoga stärkt das Gedächtnis und steigert deine Konzentrationsfähigkeit.

Unsere Emotionen und mentale Stabilität signalisieren dem Körper, ob uns etwas guttut oder eben nicht. Befindet sich unser Körper mit dem Geist im Ungleichgewicht, können Symptome hierfür auch Kopfschmerzen, Hautausschläge, Verdauungsprobleme, Schlaflosigkeit oder sogar Depressionen sein. Ganzheitlich angewendet kann Yoga Blockaden lösen und Symptome lindern oder sogar heilen.

Aber Yoga macht mit deinem Körper noch so einiges mehr! Nicht umsonst spreche ich hier von Yoga als ganzheitlichem Weg.

Die heilende Wirkung für die Seele

Für die Asanas arbeitest du mit deinem Körper, du befasst dich auf einer ganz anderen Ebene sehr intensiv mit ihm und lernst dich selbst in dieser Hinsicht zum ersten Mal richtig kennen.

Du spürst schneller, was dein Körper braucht und wonach er sich sehnt. Du wirst zum Beispiel unterscheiden können, ob du wirklich Hunger hast oder ob dein Verlangen einen anderen Ursprung hat. Diese neu erlangte Achtsamkeit schenkt dir ein verändertes Körpergefühl. Du wirst Zufriedenheit und ein Gefühl von Ganzheit ausstrahlen. Dein neues Körperbewusstsein kann somit das Fundament für eine neue, positivere Lebenseinstellung sein. Dir selbst, aber auch deinem Umfeld gegenüber.

Laut Wissenschaftlern liegt die Ursache von übermäßigem Essen oder auch Frustessen in verdrängten Gefühlen. Angst oder Unsicherheit, aber auch Depressionen und Kränkungen können sogenanntes emotionales Essen auslösen. Dem folgt das schlechte Gewissen oder ein Gefühl von Schwäche. Und wer kennt das nicht? Diese negative Emotion lässt einen schnell wieder zur Ersatzbefriedigung greifen. Um diesen Teufelskreis zu durchbrechen, raten Psychologen dazu, mehr auf den eigenen Körper zu hören, ihn zu achten und ihn lieben zu lernen. Ein wunderbarer Vorteil der regelmäßigen Yoga-Praxis ist das Annehmen deines Körpers. Du wirst langsam lernen, deinen Körper mehr und mehr zu lieben.

Starke weiblichkeit

Bei all dem Alltagswahnsinn vergessen wir uns allzu oft selbst. Zwischen Familie, Kindern und Job bleibt für eine achtsame Minute scheinbar kaum Zeit. Dies gilt besonders für uns Frauen, weil wir unsere eigenen Bedürfnisse zurückstellen. Manchmal erkennen wir unser eigenes

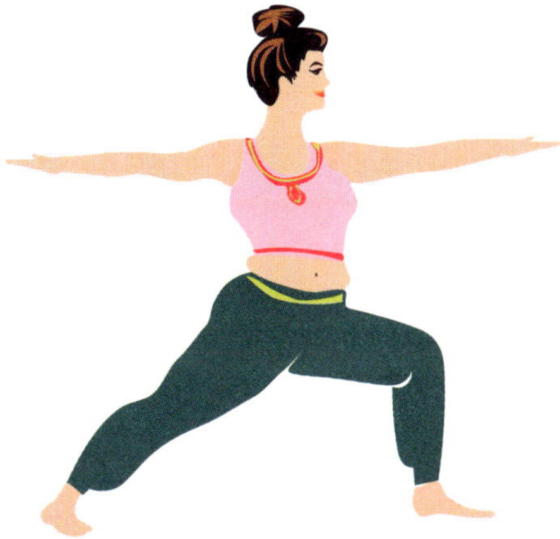

Potenzial nicht oder wollen schlicht und einfach nicht wahrhaben, wie stark wir sind. Auch heute werden Qualitäten wie Fürsorge, Empfindsamkeit und Hingabe noch als (weibliche) Schwäche interpretiert. Im Berufsleben und Alltag halten wir uns oft an Prinzipien wie Stärke und Entschlossenheit, die mit Männern assoziiert werden.

Nimm dir Zeit dafür, deine weiche und zarte Seite zu kultivieren: Atme, träume, meditiere und liebe dich selbst! Yoga schenkt dir die Möglichkeit, deine innere Kraft und Schönheit wiederzufinden. Schenk deiner Weiblichkeit die Aufmerksamkeit, die ihr gebührt und bring sie auch zum Ausdruck. Sie lässt dich strahlen und verleiht dir eine neue Art von Selbstbewusstsein und erotischer Kraft. Schließlich ist der perfekte, sexy Körper auch kein Garant für vollkommenes Glück und Zufriedenheit!

Vertraue in deine eigene Kraft. Wann hast du deinem Körper das letzte Mal etwas Achtsamkeit gegönnt? In dich hineingehorcht, Verspannungen nachgespürt, Blockaden erkannt? Im Einklang mit dir selbst zu sein, wird deine Lust wecken, wird den Spaß am Leben neu entfachen. Geh raus, sei authentisch, flirte doch einfach mal wieder! Trau dich!

Die verschiedenen Yoga-Richtungen

Über die Jahrtausende haben sich im Yoga verschiedene Stilrichtungen entwickelt, die vor allem in den letzten Jahrzehnten immer größere Blüten ausgebildet haben. Hier erhältst du einen kurzen Überblick.

In unserer westlichen Welt werden Kurse mit verschiedenen Yoga-Stilrichtungen angeboten, mit unterschiedlichen Schwerpunkten. Die Übungen in diesem Buch sind grundlegend und tauchen in allen Arten auf. Vielleicht entscheidest du dich zu einem späteren Zeitpunkt, wenn du mit Hilfe dieses Buchs die ersten Schritte gemacht hast, an einem Kurs teilzunehmen. Das Erleben der Asanas in der Gruppe kann eine weitere Möglichkeit sein, dich neu auf deinen Körper einzulassen.

Hatha-Yoga

Hatha-Yoga ist eine Kombination aus körperlichen Übungen (Asanas), Atemübungen (Pranayamas) und Meditation. Die im westlichen Übungsraum gängigste Yoga-Form ist sehr körperbetont und benötigt damit sowohl die Kraft als auch die Stille, die durch die Übungen in uns wachsen.

Asthanga-Yoga

Diese Yoga-Form betont den Atemrhythmus. Der Atem bestimmt den Wechsel zwischen den Körperbewegungen, es ist eine dynamisch-kraftvolle Form des Yoga. Asthanga-Yoga besteht aus sechs festgelegten Serien von Stellungen. Meistens wird aber nur die erste Serie unterrichtet.

Bikram / Hot-Yoga

Der gesamte Ablauf einer Bikram-Yoga-Stunde besteht aus 26 festgelegten Yoga-Übungen. Sie werden in einem 35–40 °C heißen Raum praktiziert. Die hohe Raumtemperatur lässt die Muskulatur geschmeidiger werden und regt den Stoffwechsel an. Diese Methode wurde von dem indischen Yoga-Meister Bikram Choudhury entwickelt und ist bei uns auch unter dem Namen Hot-Yoga bekannt.

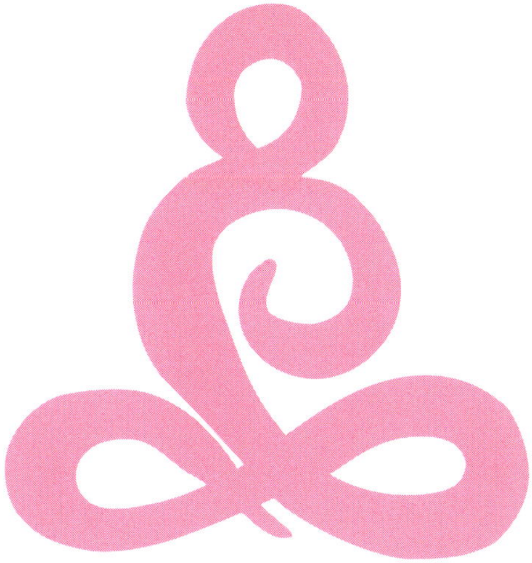

Iyengar-Yoga

Iyengar-Yoga unterscheidet sich von anderen Arten dadurch, dass Hilfsmittel wie rutschfeste Matten, Klötze, Polster, Gurte und Rückenbänke benutzt werden. Bellur Krishnamachar Sundararaja Iyengar hat über Jahre hinweg Yoga-Haltungen genau auf ihre Wirkung untersucht. Die Hilfsmittel sollen eine intensivere Wahrnehmung der Übungen unterstützen. Besonders empfehlenswert, wenn man an seiner Körperhaltung arbeiten möchte.

Jivamukti-Yoga

Jivamukti-Yoga ist eine abgeänderte Form des Hatha-Yoga. Es wurde 1984 von dem amerikanischen Künstlerpaar Sharon Gannon und David Life entwickelt. Diese Art von Yoga besteht aus dynamischen Übungen, die von traditioneller indischer Musik begleitet werden. Oft werden sie mit Chanting und Visualisierungen kombiniert. Bewegung und Meditation werden hierbei fließend verbunden.

Kundalini-Yoga

Kundalini-Yoga hilft, tägliche Anforderungen zu meistern. Kundalini, die Lebensenergie, wird hierbei zum Fließen gebracht. Dynamische Körperübungen werden mit Entspannungsübungen kombiniert. Auch Mantras und Meditationen haben ihren Raum. Kundalini-Yoga legt besonderen Wert auf eine bewusste Atemtechnik. Eine typische Übungsreihe besteht aus etwa 45 Minuten körperlicher Übung, kombiniert mit Atemtechnik und anschließender Meditation.

Power-Yoga

Diese Form des Yoga entstand Anfang der 80er-Jahre in den USA. Es ähnelt dem Asthanga-Yoga, beim Power-Yoga gibt es jedoch keine feste Reihenfolge der Körperübungen. So kann der Lehrer individuell auf seine Gruppe eingehen. Power-Yoga zeichnet sich durch dynamische Bewegungsabläufe aus. Auch hier ist die Atmung wieder zentraler Bestandteil einer jeden Übung. Der spirituelle Aspekt tritt bei dieser Yoga-Form in den Hintergrund.

Yin-Yoga

Yin-Yoga wird hauptsächlich im Liegen oder Sitzen praktiziert. Es ist ein eher ruhiger und passiver Yoga-Stil, bei dem der Schwerpunkt darauf liegt, die inneren Organe und Muskeln zu entspannen, den Atem frei fließen zu lassen, sich selbst in der Stille wahrzunehmen. Im Yin-Yoga hält man die Positionen bewusst lange, um los zu lassen. Kombiniert mit bewusster Atmung können sich so Blockaden und Verspannungen leichter lösen.

So gelingt es - Yoga für zu Hause

Möchtest du Yoga zu Hause praktizieren, gibt es drei Faktoren, die du zuvor beachten solltest: die Zeit, den Raum und die Hilfsmittel. Hier erkläre ich dir, worauf es ankommt und was zu beachten ist.

Yoga lässt sich zu Beginn nicht einfach mal so nebenbei üben, sondern hierfür muss man sich bewusst Zeit nehmen. Am besten startest du in Ruhe zu Hause und nimmst dir die Zeit, die du brauchst. Und wenn du dich bereit fühlst, kannst du auch an Kursen teilnehmen oder auch einfach mal am Strand ein paar Asanas durchführen.

Die Zeit

Im Grunde genommen es gibt keinen guten oder schlechten Zeitpunkt, um Yoga zu machen. Das Wichtigste ist, dass du dir Zeit für dich nimmst. Zeit, in der du vollkommen ungestört deine Übungen machen kannst. Das kann morgens nach dem Aufstehen sein oder am Abend nach der Arbeit, auch ganz entspannt am Wochenende. Dein Biorhythmus wird dir signalisieren, wann ein guter Zeitpunkt gekommen ist. In den meisten Fällen wird das nicht direkt nach dem Essen sein. Versuche dann, dir diese Zeit zu reservieren und möglichst regelmäßig zu üben.

Der Raum

Auf jeden Fall solltest du technische Kommunikationsmittel, die uns immer wieder aus unserer ruhenden Mitte reißen können, aus deinem Yoga-Raum verbannen. Ideal ist sicherlich ein abschließbares Zimmer, aber auch eine ruhige Ecke reicht aus. Bastel dir am besten ein Schild und hänge es an deine Tür. Somit kannst du Unterbrechungen vermeiden und dich dem Yoga-Flow ganz hingeben.

Der Raum für deine Yoga-Übungen sollte so beschaffen sein, dass du genug Platz hast, um alle Körperübungen ungehindert ausführen zu können. Vielleicht musst du ein Möbelstück etwas auf die Seite schieben. Scheue hier keine Mühen. Für einige Übungen brauchst du eine freie Wand als Unterstützung.

Achte darauf, dass dein Raum gut gelüftet und ausreichend frischer Sauerstoff vorhanden ist. Zu Beginn der Übungen soll er jedoch wieder behaglich temperiert sein (bei Kälte können sich Muskeln versteifen), also nicht zu kühl.

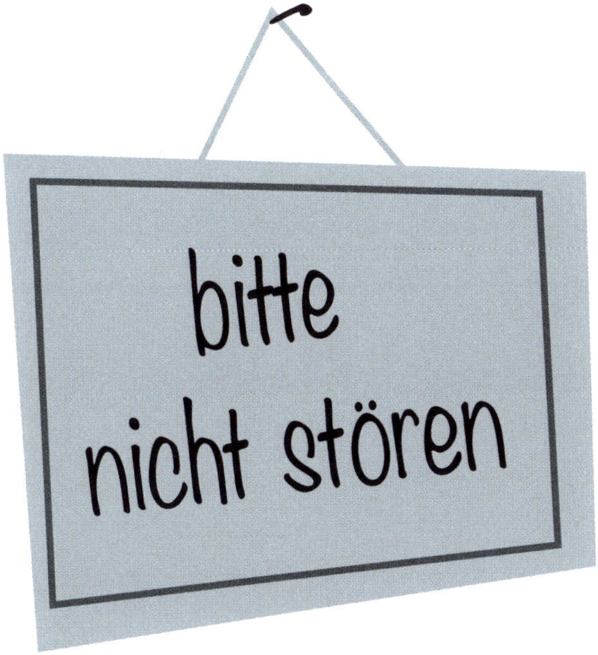

Wenn du willst, kannst du vor oder nach den Yoga-Übungen ein Räucherstäbchen anzünden und eventuell Entspannungsmusik hören. Mache es dir gemütlich. Dein Yoga-Raum sollte dir helfen, zur Ruhe zu kommen.

Die Hilfsmittel

Unerlässlich ist eine Yoga-Matte. Sie verhindert das Wegrutschen während der Körperübungen. Es gibt sie in einer dünnen und etwas dickeren Version. Beide machen sowohl Bodenübungen als auch Standübungen angenehmer. Für den allerersten Versuch kannst du gern einfach eine dünne Isomatte benutzen, doch die Investition in eine Yoga-Matte lohnt sich schon zu Beginn deiner Yoga-Reise.

Ein Yoga-Kissen ist fester und formstabiler als das gewöhnliche Sofakissen. Es unterstützt deinen Rücken und vereinfacht, besonders für den Anfang, deine Sitzübungen. Auch die Anschaffung des Kissens ist definitiv sinnvoll. Wer keines kaufen möchte, kann sich auch auf eine fest zusammengerollte Decke oder einen Yoga-Block setzen.

Der Yoga-Block ist ein Block aus Schaumstoff, Kork oder Bambus und dient zur Hilfestellung bei Dehnübungen. Er ist auch in Stützpositionen eine gute Hilfe.

Eine weiche Decke und kuschelige Socken gestalten dir deine Entspannung und Meditation angenehmer. Wenn sich dein Körper behaglich eingekuschelt und gut aufgehoben fühlt, werden sich deine Gedanken einfacher auf die Meditation konzentrieren können.

Entspannungsmusik, Räucherstäbchen oder gar eine Klangschale können helfen, die innere Ruhe einkehren zu lassen.

Warum eine Frage des Outfits?

Achtsamkeit fängt bei der Sportkleidung an. Und achtsam kannst du auch sein, wenn du zu Hause übst und dich eigentlich niemand sieht. Du bist es, die sich dabei wohlfühlen soll.

Für deine Yoga-Übungen sollte deine Kleidung weich und angenehm sein. Sie sollte sich deinem femininen Körper anpassen, dich jedoch nicht einengen. Wie bei allen Sportarten solltest du unbedingt einen gut sitzenden Sport-BH tragen. Dieser stützt die Brust, hält alles in Form und beugt Fehlbelastungen vor.

Es gibt verschiedene Schnitte für Yoga-Hosen: die klassischen Leggings, die Gymnastikhose mit etwas weiterem Bein und die Pumphose. Es gibt auch Dreiviertelhosen mit breitem Hosenbund, der deiner Silhouette schmeichelt. Alternativ lohnt es sich auch immer mal, bei sportlicher Umstandsmode zu schauen. Auf keinen Fall sollte die Hose einschneidende Bündchen oder einen zu schweren Stoff haben. Hier gilt: Fühl dich rundum wohl, aber auch schick.

Bei den Oberteilen kannst du mit Farben und Mustern experimentieren. Wähle ein klassisches Tank Top aus Baumwolle, ein atmungsaktives Funktionshirt oder einfach nur ein schickes, aber festes Sport-Bustier. Im Lagenlook lassen sich enger BH, weites Top oder Jäckchen wunderbar kombinieren. Fühl dich einfach schön. Wenn du dir dein ganz individuelles Outfit gegönnt hast, macht Yoga gleich noch mehr Spaß! Du bist es dir wert!

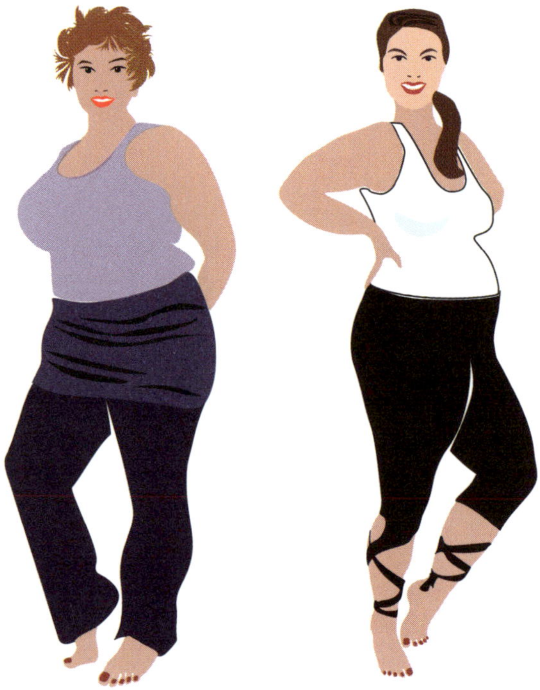

Generelle Tipps

Bevor es gleich losgehen kann, nimm dir bitte noch diese Ratschläge zu Herzen.

1. Beginn deine Yoga-Übungen immer mit dem Aufwärmen. Hierfür eignet sich besonders der Sonnengruß (siehe Seiten 74–77).

2. Praktiziere Yoga nie mit vollem Magen. Gib ihm mindestens ein bis zwei Stunden Zeit zum Verdauen nach dem Essen.

3. Wenn du dich krank oder erkältet fühlst, solltest du generell keinen Sport treiben. Auch nicht Yoga.

4. Wenn bei dir Vorerkrankungen vorliegen (etwa Bluthochdruck), frag bitte deinen Arzt, bevor du mit leichten Übungen beginnst. Ich habe dir auch immer vermerkt, wann du Vorsicht walten lassen solltest.

5. Manche Übungen sind zu Beginn gewöhnungsbedürftig, vor allem für deine Gelenke und Bänder. Lass deinem Körper Zeit, sich aus seiner Gemütlichkeit oder Verspanntheit Schritt für Schritt zu lösen.

6. Achte immer auf deine Atmung. Sie sollte bewusst und ruhig sein. Ausnahmen sind vermerkt.

7. Während der Yoga-Übungen ist absolute Ruhe angesagt. Keinerlei Ablenkung.

8. Nimm dir stets ausreichend Zeit, lass dich nicht von äußeren Einflüssen stressen.

9. Lächeln nicht vergessen.

Yoga

Starke Praxis

Achte auf deine Gedanken,
sie sind der Anfang deiner Taten.

Chinesische Weisheit

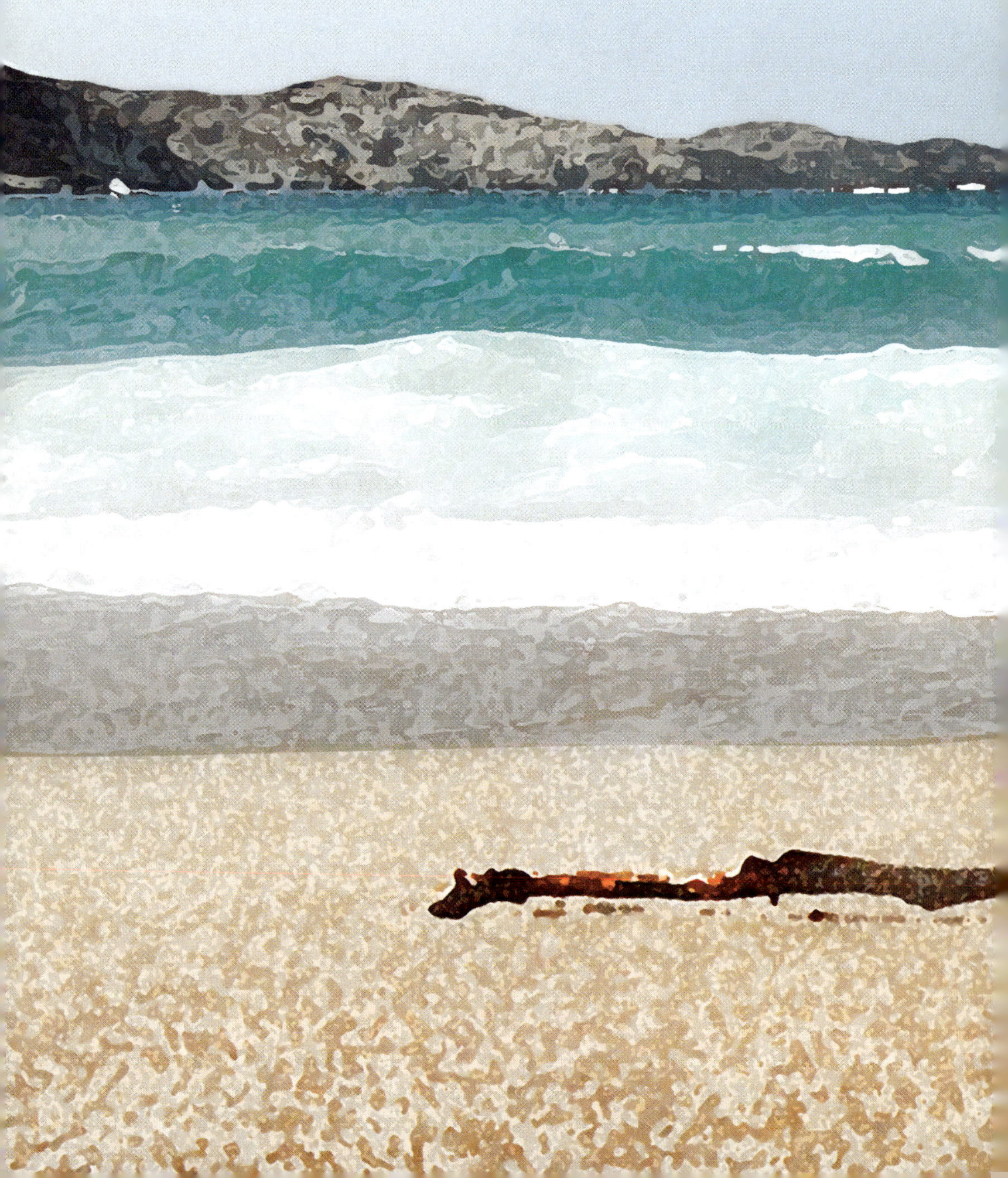

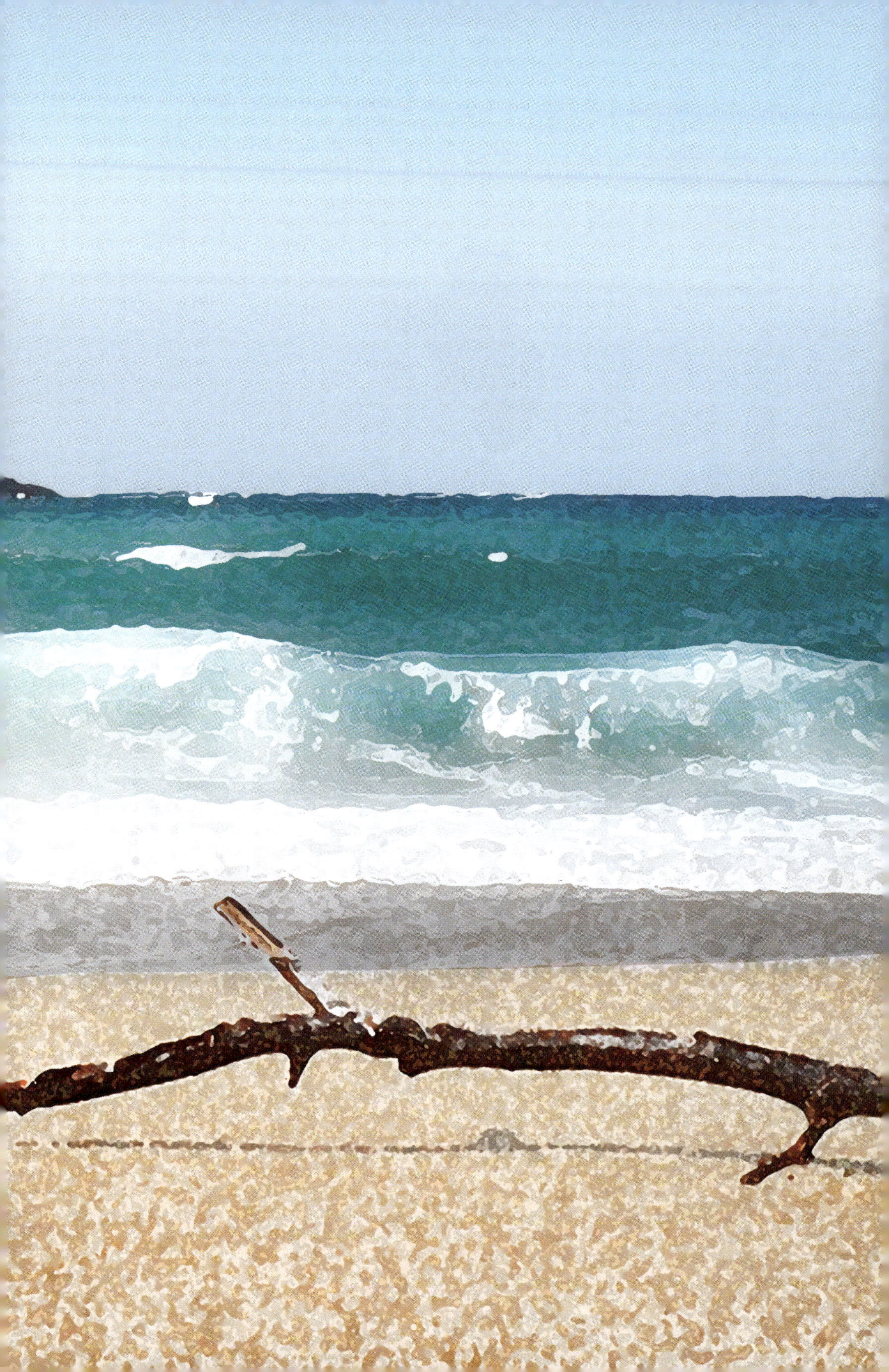

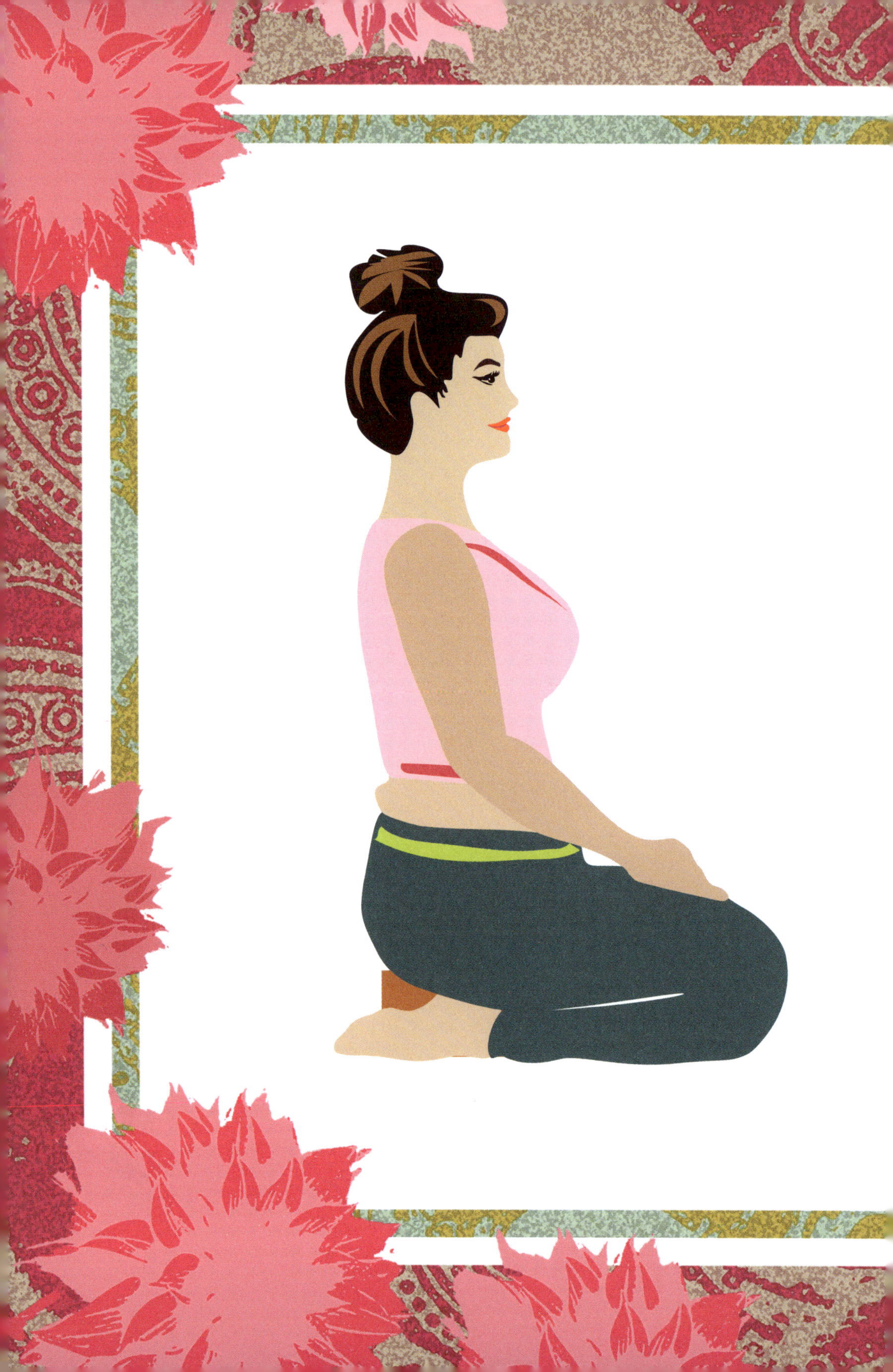

Basics

Sich erden und die Energie im Austausch
mit der Verankerung im Boden fließen lassen.
Die Körperruhe im Sitzen und Stehen spüren,
festhalten und entspannen.

Sitzen im Yoga

Es gibt einige Übungen im Yoga, die im Schneidersitz praktiziert werden. Wenn du deine Beine gekreuzt hast, solltest du dein Hauptaugenmerk auf deine Wirbelsäule richten. Wie nah die Beine herangezogen werden können, ist erstmal zweitrangig.

Die korrekte Ausführung dieser auf den ersten Blick simplen Übung ist anfangs nicht einfach, denn vielleicht ist ja auch einfach ein bisschen Bauch im Weg und zu wenig Rückenmuskulatur vorhanden. Benutze eine zusammengerollte Decke oder ein Yoga-Kissen. Setz dich, je nach Höhe des Yoga-Kissens, entweder ganz darauf oder nur auf den vorderen Teil. Achte darauf, dass dein Becken eher nach vorne kippt, das Schambein also nach unten strebt. So bleibt der untere Rückenbereich ganz gerade.

Für die Sitzübungen ist es wichtig, dass Kopf, Nacken und Wirbelsäule eine Linie bilden. Stell dir vor, du wirst an einem unsichtbaren Faden am Kopf hochgezogen. Deine Schultern fallen leicht zurück und nach unten, öffne deinen Brustraum. Auch hier stell dir vor, dass dein Brustkorb zur Decke strebt. Der gesamte Rücken sollte gerade sein. Das aufrechte Sitzen soll sich angenehm anfühlen und keine zusätzlichen Verspannungen auslösen. Zu Beginn wird es dir sicherlich ungewohnt und dadurch anstrengender vorkommen.

Deine Hände kannst du entweder entspannt auf deinen Knien oder in deinem Schoß ablegen. Eine andere Möglichkeit: Lass deine Handflächen nach oben zeigen, Daumen und Mittelfinger berühren sich. Oder nimm die Gebetshaltung ein (siehe Seite 77). Atme einige Male bewusst ein und ebenso bewusst wieder aus. Beginn dann mit deiner Übung.

Viele Übungen aus dem Kapitel »Einstimmung« eignen sich als Mini-Yoga-Übungen, auch für zwischendurch im Büro. Nackenstrecken, Kopfdrehen, Katze im Sitzen und das Himmelstrecken beugen Verspannungen vor.

! Für diejenigen, die Schwierigkeiten haben, auf dem Boden zu sitzen, bietet sich ein (Holz-)Stuhl ohne Sitzkissen an. Setz dich auf den Stuhl möglichst senkrecht, ohne dich dabei anzulehnen. Füße stehen fest auf dem Boden, Ober- und Unterschenkenkel bilden einen 90°-Winkel. Auch hier achte wieder darauf, dass Kopf, Nacken und Wirbelsäule eine Linie bilden und dass du dich zur Decke hin aufrichtest.

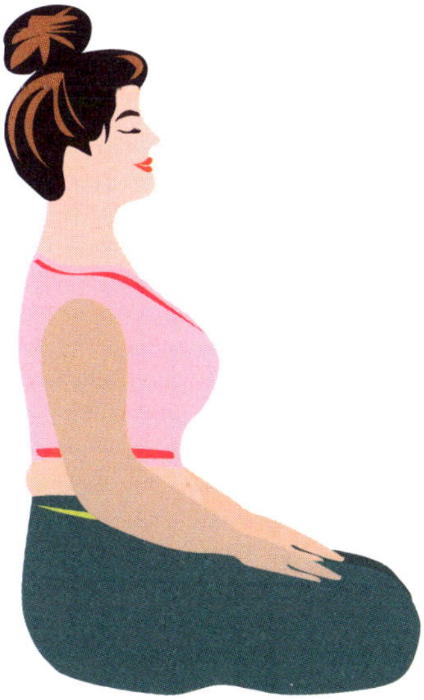

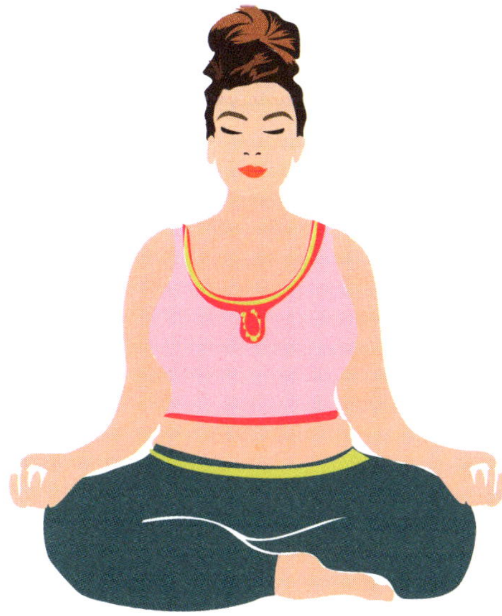

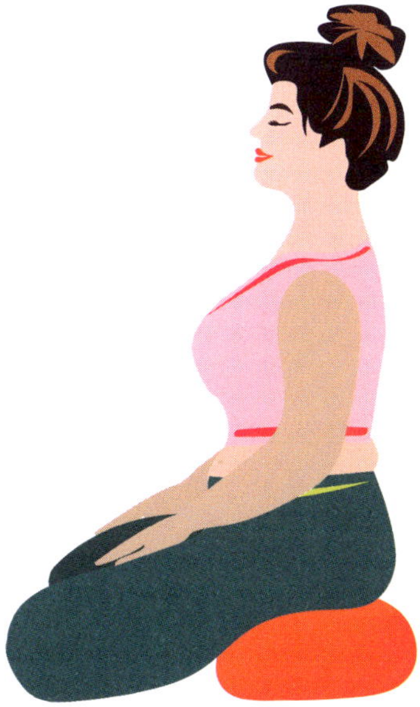

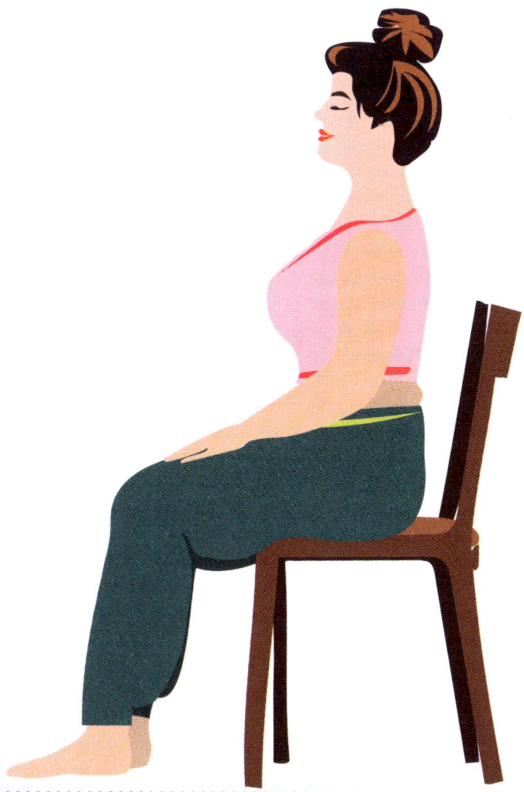

Schmetterling

Der Schmetterling, oder auch Winkelsitz genannt, ist eine wichtige Yoga-Übung, um die Flexibilität deiner Hüften und das Becken zu trainieren. Mit dieser Asana kannst du darüber hinaus energetische Blockaden in deinem Beckenbodenbereich lösen. Ein bewegliches Becken und eine belastbare Muskulatur des Beckenbodens sind das Fundament für eine starke Weiblichkeit. Der Schmetterling steht für Leichtigkeit.

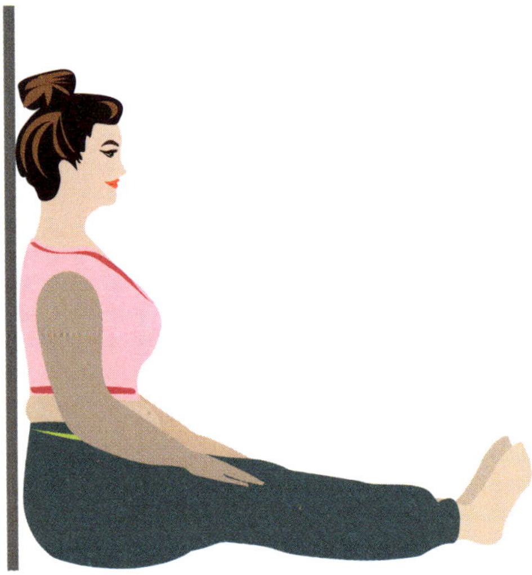

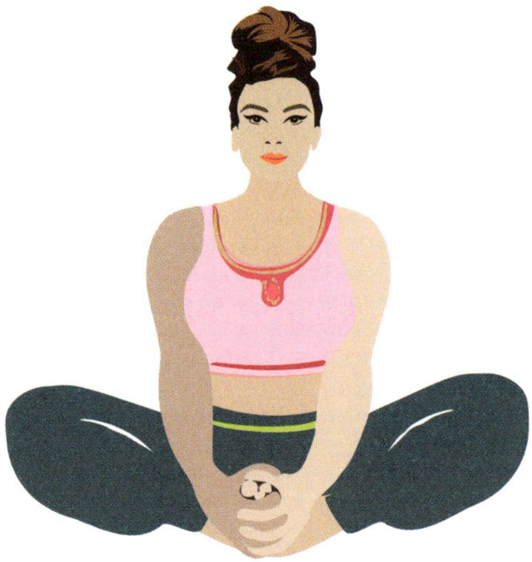

1 Setz dich entspannt auf den Boden. Die Beine sind ausgestreckt, der Rücken ist gerade, Arme und Hände liegen entspannt an der Seite deines Körpers. Zieh deine Füße an den Körper heran.

2 Umfass deine Füße oder Fußgelenke mit deinen Händen. Dabei fallen die Oberschenkel sanft zu beiden Seiten. Die Fußsohlen berühren sich. Zieh nun deine Füße in Richtung Becken. Achte darauf, dass dein Rücken weiterhin stark und gerade ist. Atme ruhig ein und aus und verweile eine Zeit lang in dieser Position.

Beende die Übung und streck deine Beine locker aus.

Es fällt leichter, den Rücken gerade zu halten, wenn du dich an eine Wand lehnst. Korrigiere deine Position dann so, dass du auf keinen Fall ein Hohlkreuz machst. Leg dir jeweils ein Polster oder Kissen unter die Knie, das nimmt anfangs den Zug nach unten.

Liegender Schmetterling

Leg dich entspannt auf den Rücken, positioniere die Fußsohlen aneinander und lass die Knie auseinanderfallen. Auch hier kannst du gerne Kissen unter deine Knie legen. Bei Knieproblemen oder Rückenbeschwerden ist der Liegende Schmetterling besser geeignet.

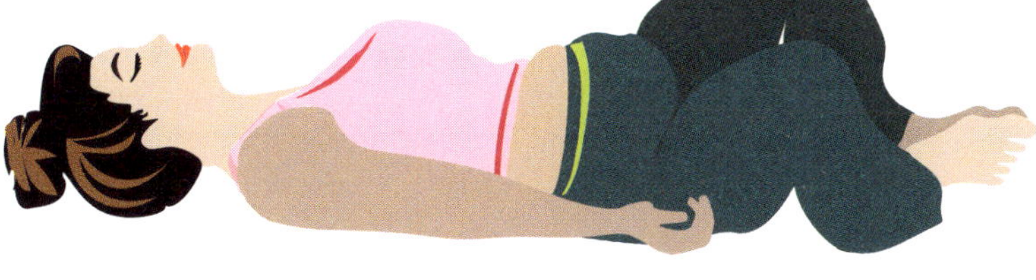

Halber Lotussitz

Die Lotusblüte symbolisiert im Buddhismus die spirituelle Entwicklung des Menschen. Sie versinnbildlicht die Erleuchtung. Profis führen den Lotussitz, auch Yoga-Sitz genannt, mit beiden Fußsohlen auf den Oberschenkeln aus, die Knie berühren dann den Boden. So ergeben sich drei Punkte (Knie und Gesäß), wobei die Beckenknochen immer oberhalb der Knie liegen sollten. So erden sich die Meditierenden auch über Stunden hinweg, ohne dass der Rücken sich beschwert. Der halbe Lotussitz hat nur eine Fußsohle nach oben.

Der (Halbe) Lotussitz öffnet die Hüfte. Knie und Knöchel werden gedehnt, die Rückenmuskulatur und deine Körperhaltung werden gestärkt. Hilft auch bei Menstruationsbeschwerden, erhöht die Aufmerksamkeit und steigert deine Energie.

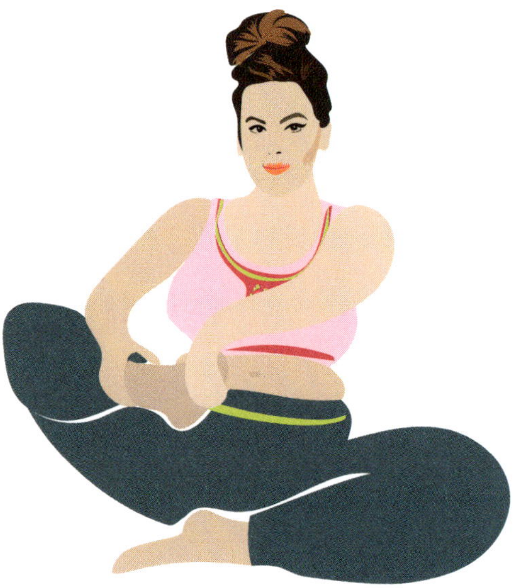

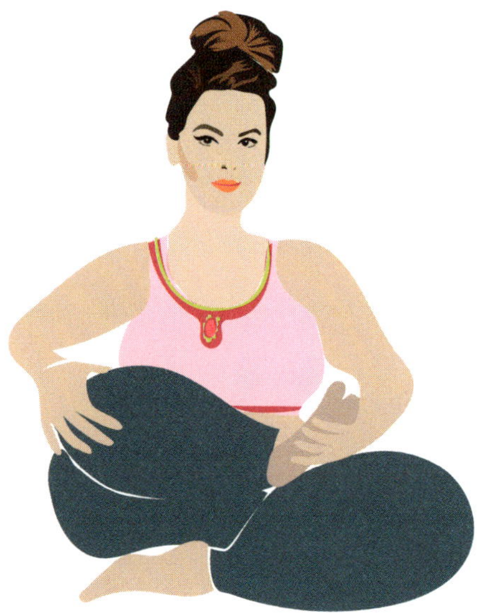

1 Ausgangsposition ist der Schneidersitz. Auch hier kannst du dich gern auf ein Yoga-Kissen setzen. Nimm den rechten Unterschenkel und leg ihn auf deinen linken Oberschenkel.

2 Die Fußsohle zeigt nach oben, die Ferse berührt leicht deine Hüfte. Deine Schultern sind entspannt, sie fallen leicht nach hinten, der Brustkorb ist geöffnet.

Als Unterstützung für das richtige Körpergefühl und eine korrekte Haltung kannst du den Lotussitz an der Wand üben. Leg dafür dein Yoga-Kissen dicht an die Wand und bring dich in die Sitzposition. Achte darauf, dass Steißbein oder unterer Rückenbereich, die Schultern und der Hinterkopf die Wand berühren. Die Schulterblätter zeigen nach unten und berühren ebenfalls die Wand.

Der Lotussitz bedarf einiger Übung. Teste und erweitere stets vorsichtig deine Dehnbarkeit, am besten mit dem Schmetterling (siehe Seite 32). Geh nur sanft den nächsten Schritt. Verspürst du Schmerzen in deinen Hüften oder Knien, brich die Übung bitte sofort ab.

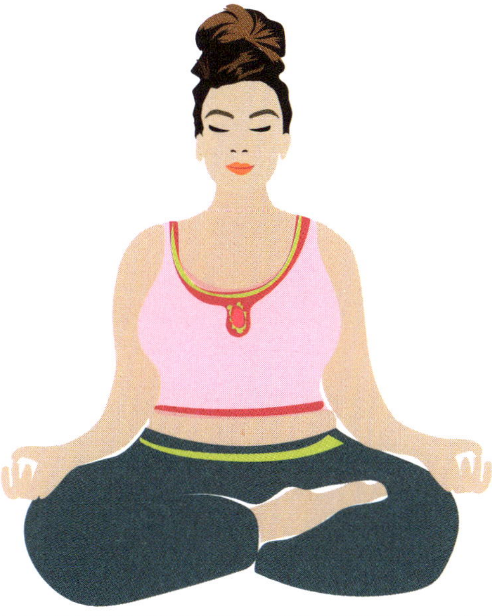

3 Achte darauf, dass du nicht ins Hohlkreuz fällst. Kinn und Hals bilden einen rechten Winkel, sodass dein Nacken lang wird. Kiefer und Gesichtsmuskulatur sind entspannt, deine Zunge liegt locker im Mund.

Nun spüre in die Übung hinein, achte auf deinen geraden Rücken und lass deine Energie fließen. Beende die Übung nach zehn Atemzügen.

Fersensitz

Diese Position ist eine aufrechte Sitzhaltung, die sich besonders für die Meditation und bei Atemübungen eignet. Die Wirbelsäule ist bei dieser Übung aufgerichtet. Eine fortgeschrittene Variante ist der Heldensitz, bei dem das Gesäß zwischen die Unterschenkel auf den Boden oder den Yoga-Block sinkt. Die Knie dürfen dann etwas zueinander kippen.

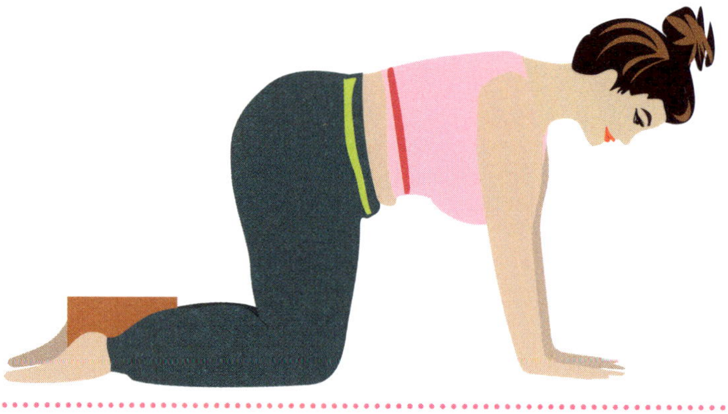

1 Ausgangsposition ist der Vierfüßlerstand. Die Beine sind hüftbreit auseinander. Platziere einen Yoga-Block zwischen deine Füße.

! Du solltest die Übung nicht bei Knie-, Hüft- oder Bänderproblemen machen. Bei Herzproblemen ist ebenfalls Vorsicht geboten, da die Blutzufuhr kurzzeitig behindert und anschließend wieder aktiviert wird.

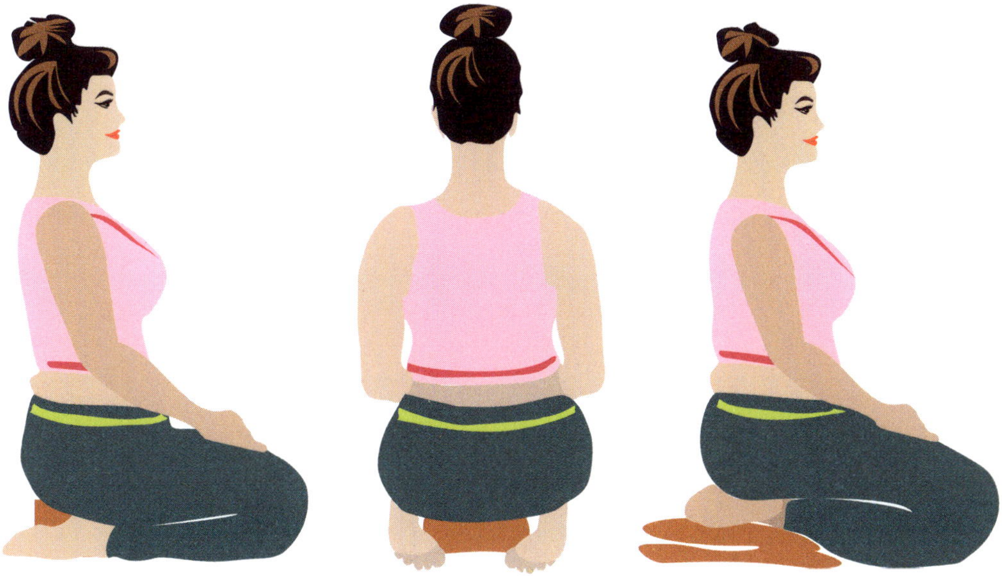

2 Nun sink zurück auf den Yoga-Block. Deine Knie sind schulterbreit auseinander und geöffnet. Der Spann liegt auf der Matte. Stell den Yoga-Block so auf, dass du eine angenehme Dehnung in den Knien verspürst, du sitzt bei fortgeschrittener Dehnung quasi auf deinen Fersen. Dein Rücken ist gerade, deine Hände liegen auf deinen Oberschenkeln.

Du kannst auch gerne eine Decke unter deine Füße legen. Beginn mit deiner Meditation oder halte diese Position für bis zu 3 Minuten.

Stellung des Kindes

Dies ist eine sehr entspannende Übung, die den Rücken dehnt. Sie beruhigt deinen Atem und hilft bei Müdigkeit, Kopfschmerzen und Menstruationsbeschwerden. Sie lässt deinen Körper nach anstrengenden Asanas, die das Blut und den Atem auf Trab gebracht haben, wieder zur Ruhe kommen. Es gibt drei Varianten. Bei allen ist es wichtig, dass sich Nacken und Rücken entspannen, auch die Schultern sollten locker sein.

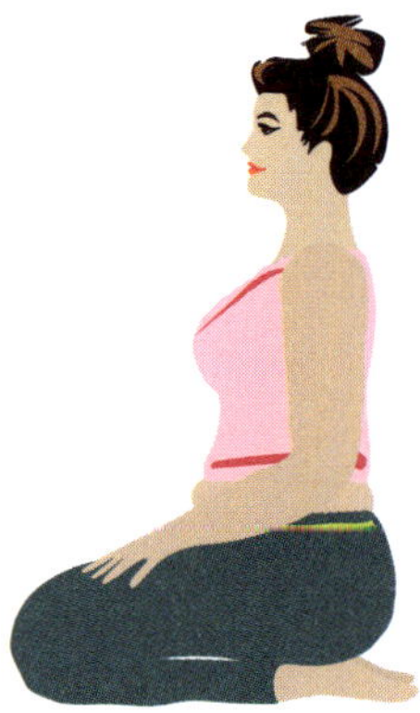

1 Ausgangsposition ist der Fersensitz, der Spann liegt auf der Matte. Nimm deine Knie so weit auseinander, wie es sich gut für dich anfühlt. Die großen Zehen berühren sich.

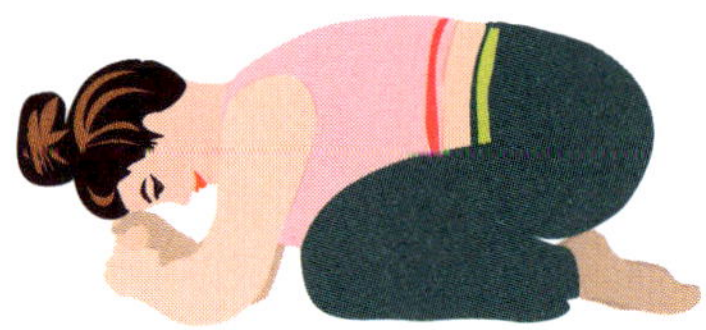

2 Lege nun deinen Oberkörper auf deine Oberschenkel. Bilde mit deinen Händen Fäuste und stell beide übereinander auf den Boden. Lass deine Stirn darauf hinuntersinken. Genieße die Entspannung in den Schultern, Armen und in deinem Oberkörper. Atme gleichmäßig ein und aus. Beende die Yoga-Übung, indem du dich leicht nach vorn beugst und dabei deine Hände gespreizt vor dir aufstützt. Richte langsam deinen Oberkörper wieder auf.

Bei Knieverletzungen oder in der Schwangerschaft solltest du diese Asana eher nicht ausüben.

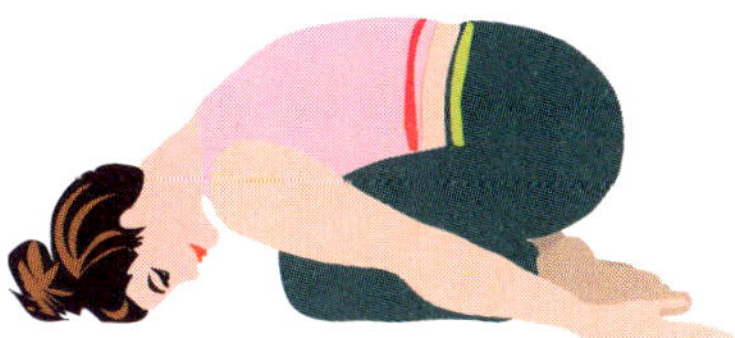

Alternativ legst du deinen Kopf nicht auf die Fäuste, sondern direkt auf die Matte. Du kannst ihn auch auf einem Yoga-Block ablegen. Deine Arme zeigen dann nach hinten, die Handflächen nach oben. Deine Schulterblätter fallen entspannt auseinander, der Rücken rundet sich automatisch.

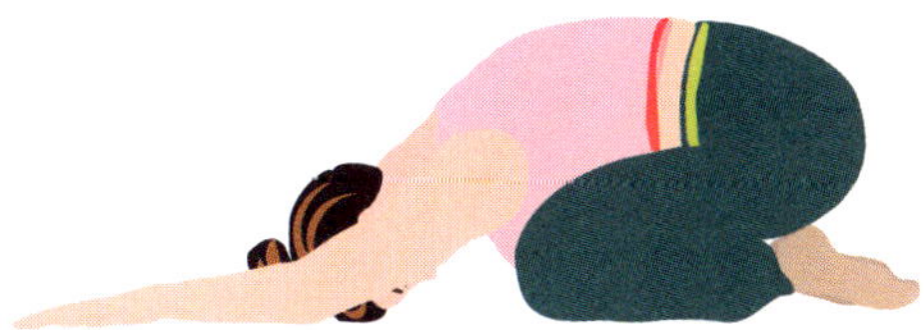

Bei der dritten Variante legst du deine Arme nach vorne. Die Handflächen sind nach unten ausgerichtet, deine Stirn liegt auf der Matte. Achte darauf, den Kopf nicht automatisch zwischen die Schultern zu ziehen. Auch hier tritt eine wunderbare Entspannung ein.

Entspannter Stand

Man sollte es nicht meinen, aber selbst das augenscheinlich einfache, entspannte Stehen verleiht unserem Körper mehr Selbstbewusstsein.

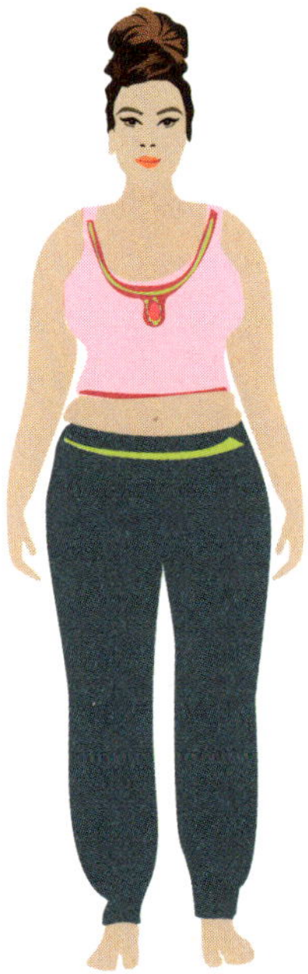

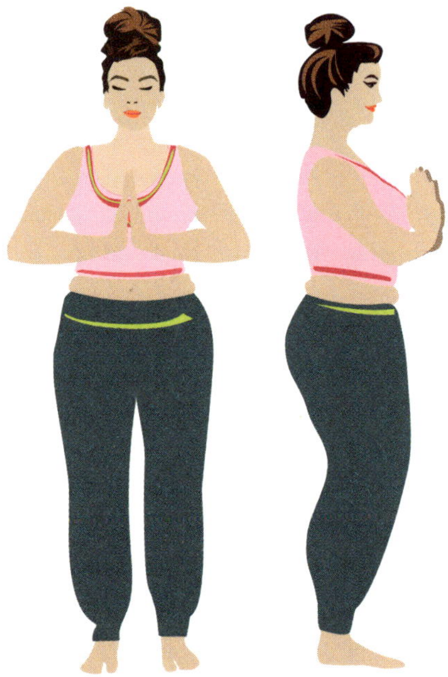

1 Stell dich entspannt hin. Deine Füße stehen hüftbreit und parallel auf deiner Matte. Fühle den Bezug zur Matte, vor allem an der Außenseite deiner Füße und an allen Zehen.

2 Deine Knie sind eher etwas gebeugt als durchgedrückt, gleichzeitig ist dein Becken leicht nach hinten gekippt, um den unteren Rückenbereich gerade zu halten. Deine Arme hängen locker herunter, die Schultern fallen jedoch nicht nach vorn. Deine Wirbelsäule ist langgestreckt, der Blick geht geradeaus. Schenke dir selbst ein kleines Lächeln.

Gerne kannst du auch im Stehen vor einer Asana die Geste der Dankbarkeit (Namaste, wörtlich übersetzt: »Ich verbeuge mich vor dir.«) einnehmen. Deine Handflächen berühren sich hierbei auf Brusthöhe, deine Unterarme bilden eine horizontale Linie. Achte darauf, dass deine Schultern entspannt nach unten sinken.

Berg

Der Berg ist die Grundstellung aller stehenden Positionen. Er verbessert die Aufmerksamkeit, Konzentration und deine Standfestigkeit. In der Berghaltung kannst du tief und ruhig atmen.

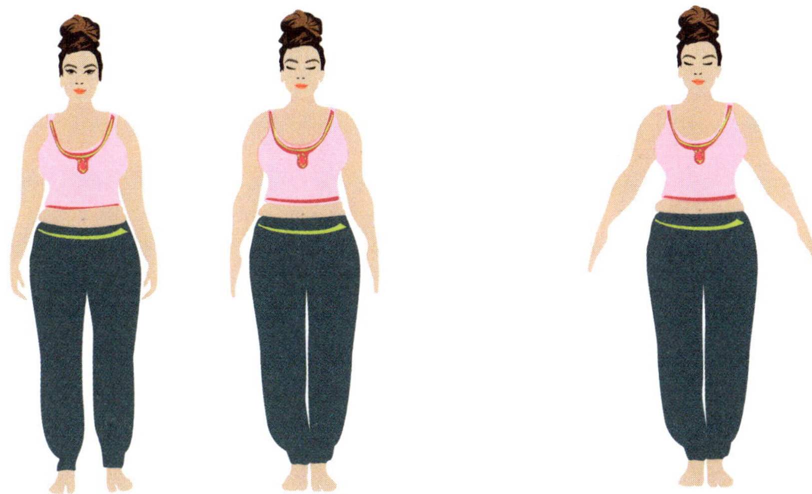

1 Stell dich entspannt hin (siehe links), die Füße hüftbreit. Atme langsam tief durch, lass deinen Atem vom Brustkorb in den Bauch und in den hinteren Rückenbereich strömen.

2 Schließe nun deine Füße. Dabei berühren sich Ballen und Fersen seitlich.

3 Hebe deine Zehen etwas an, spreize sie genüsslich und leg sie wieder sanft auf der Matte ab. Verteile nun dein Körpergewicht auf deine Fußsohlen. Deine Beine und Oberschenkel ziehen leicht nach innen, ohne sich tatsächlich zu bewegen. Dein Becken bleibt weiterhin leicht nach hinten gekippt. Die Schultern locker nach hinten fallen lassen. Deine Arme hängen seitlich nach unten, die gespreizten Hände zeigen mit der Innenseite zu den Beinen, berühren jedoch nicht den Körper. Du stehst wie ein starker Berg. Genieße diese Position.

4 Streck deine Arme seitlich leicht aus. Die Schultern bleiben unten, die Schulterblätter streben am Rücken zueinander. Deine Handflächen ziehen in Richtung Boden. Atme ruhig ein und aus, verweile ein bis zwei Minuten.

! Die Bergübung solltest du bei sehr niedrigem Blutdruck vorsichtig oder gar nicht praktizieren.

Fußmassage

Unsere Füße tragen uns durch unser ganzes Leben, sie bieten uns Standfestigkeit und leisten auch ihren Beitrag zu einer selbstbewussten Haltung. Allzu häufig ignorieren wir sie, doch es tut uns überraschend gut, auch mit ihnen achtsam umzugehen. Denn in den Füßen laufen sämtliche Energiebahnen des Körpers zusammen und treffen sich in den Fußreflexzonen.

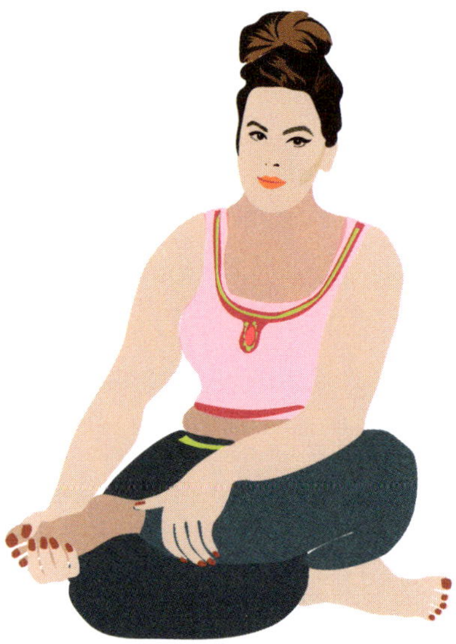

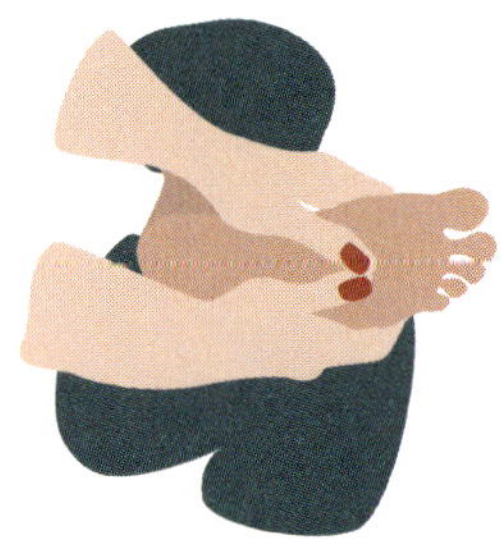

1 Setz dich bequem hin. Du kannst die Fußmassage entweder im Sitzen auf dem Stuhl oder auf der Yoga-Matte im Schneidersitz, mit oder ohne Yoga-Kissen, durchführen.

2 Reibe deine Handflächen zunächst kräftig und schnell aneinander, damit deine Hände warm und geschmeidig werden. Öle deine Hände gleichmäßig ein. Jetzt leg einen Fuß über das Knie des anderen Beines, sodass du den Fuß leicht mit beiden Händen greifen kannst. Halte mit beiden Händen deinen Fuß.

3 Drück mit beiden Daumen sanft und langsam von den Zehen über die Mitte deiner Fußsohle bis zur Ferse. Wiederhole dies einige Male.

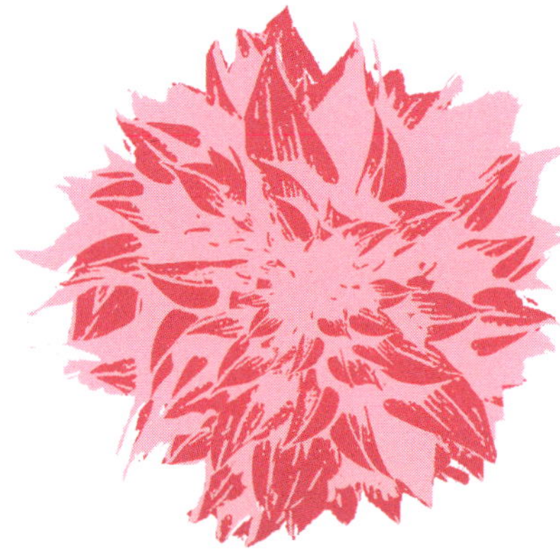

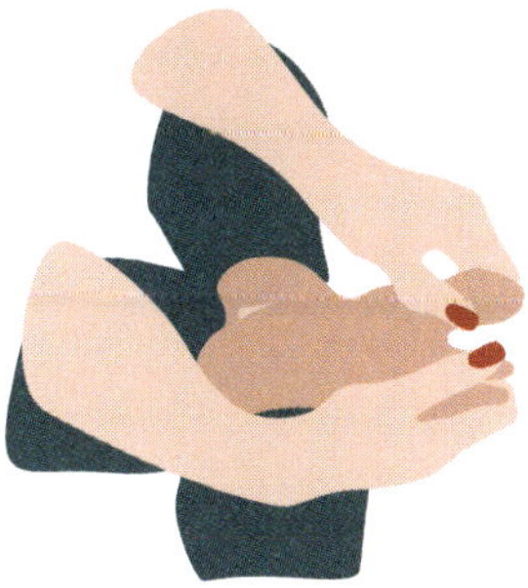

4 Schenke nun jeder Zehe deine Aufmerksamkeit. Nimm sie zwischen Daumen und Zeigefinger und reibe sanft oder auch kräftiger hin und her, von unten nach oben. Zieh leicht an ihr.

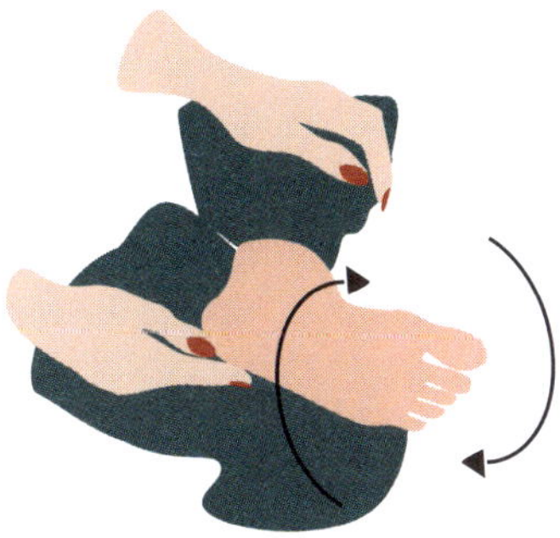

5 Kreise mit deinem Fuß einige Male in die eine Richtung und dann in die andere Richtung. Die Ferse liegt entspannt über deinem Knie in der Luft. Dies ist eine gute Lockerungsübung.

6 Wenn du willst, kannst du deine Füße mit beiden Händen kneten, so, als würdest du einen Teig kneten.

Zum Abschluss streiche mit deiner flachen Hand an der Unter- und Oberseite deines Fußes entlang bis hoch zum Knie.

! Die Massage sollte immer bei den Zehen beginnen und dann in Richtung der Beine (Venen) wandern. Dies steigert die natürliche Blut- und Energiezirkulation. Gern kannst du ein (aromatisiertes) Massageöl benutzen. Kokosöl macht gleichzeitig harte Hornhaut geschmeidig. Am besten legst du dir warme Socken bereit, die du danach überziehen kannst. So bleibt der Entspannungseffekt länger erhalten und du rutschst nicht aus.

Falls du Schmerzen verspüren solltest, musst du die Massage unbedingt abbrechen. Auch bei Krampfadern oder Thromboseneigung solltest Du auf diese Übung verzichten.

Alternative Übungen

Intensives Abrollen: Setz dich auf einen Stuhl. Rolle einen Fuß von der Ferse über die Ballen bis zu den Zehenspitzen auf und wieder zurück. Heb die Ferse dabei an. Wiederhole diese Übung zehn Mal pro Fuß. Alternativ kannst du auch beide Füße gleichzeitig abrollen.

Streckung: Setz dich auf einen Stuhl. Heb nun beide Füße leicht an. Streck deine Beine aus und zieh deine Zehen an, dann wieder strecken. Wiederhole dies bei ausgestreckten Beinen zehn Mal. Achte darauf, dass dein Oberkörper gerade bleibt.

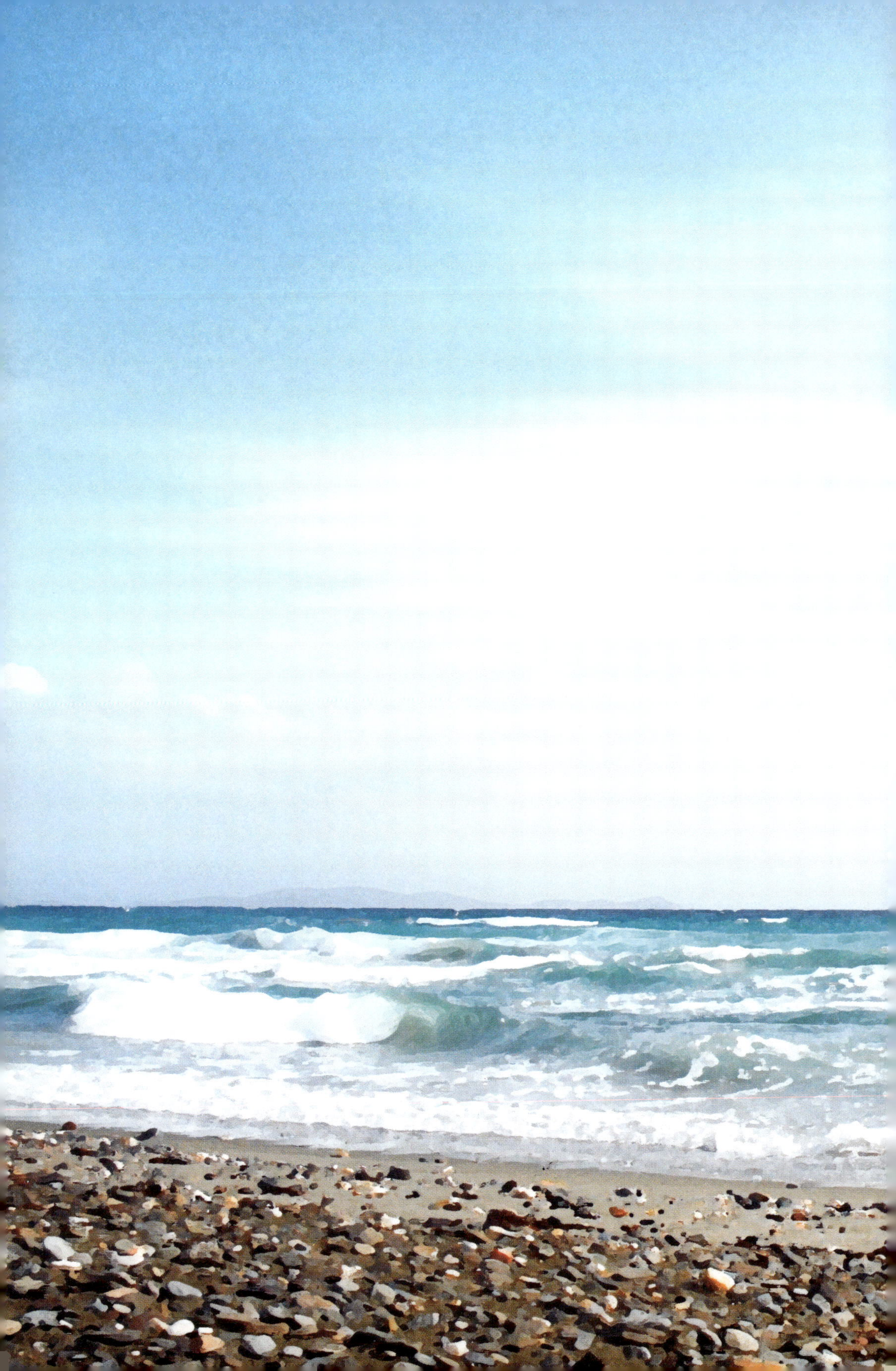

Ich schlief und träumte,
das Leben sei Freude.
Ich erwachte und sah,
das Leben war Pflicht.
Ich handelte, und siehe,
die Pflicht war Freude.

Tagore

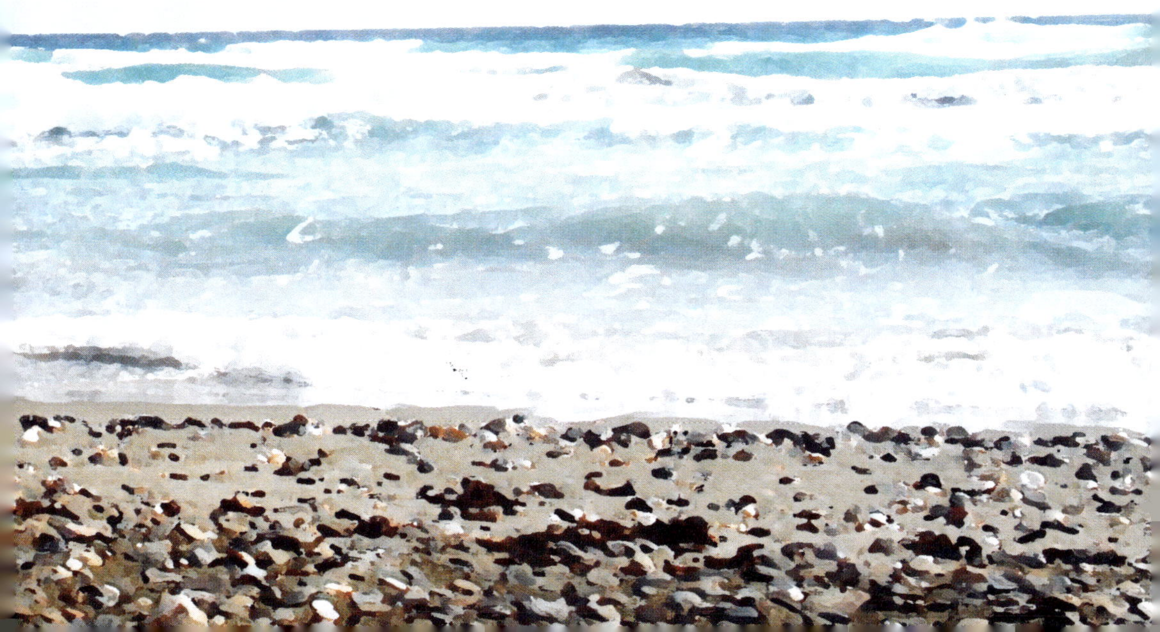

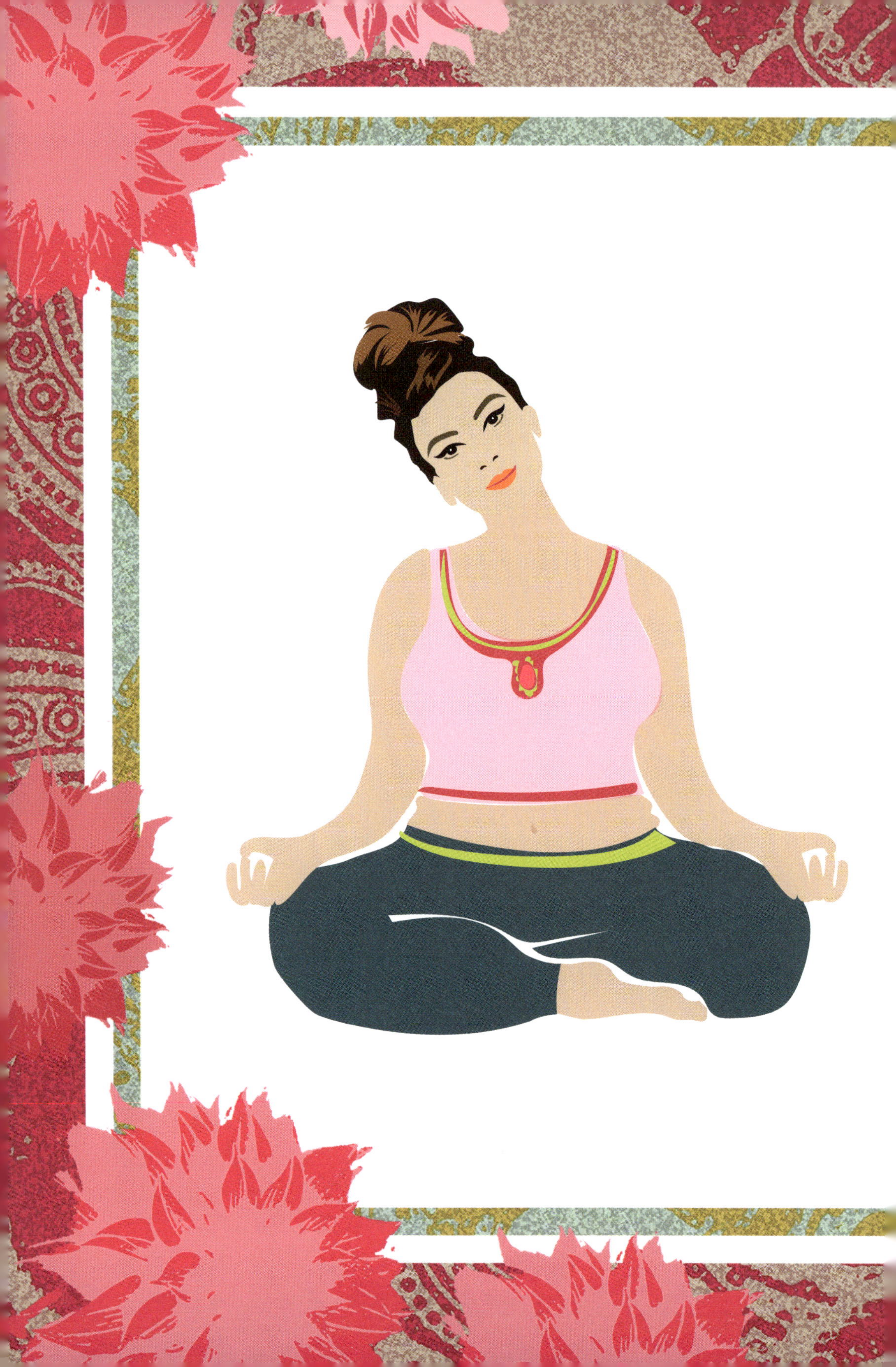

Einstimmung

Behutsam in den eigenen Körper hineinspüren und ganz im gegenwärtigen Moment anwesend sein. Aufmerksam die Bewegungsabläufe fühlen und auf das Glück von innen hören.

Nackenstrecken

Dies ist eine wunderbare Übung, um den verspannten Nacken zu dehnen und zu lockern. Allzu häufig lassen wir nämlich, ob bei Schreibtischarbeit oder verkrampfter »Ich-will-bloß-nicht-auffallen-Haltung« den Kopf zwischen hochgezogenen Schultern einsinken. Das Nackenstrecken ist eine sanfte Übung und hat eine großartige Wirkung.

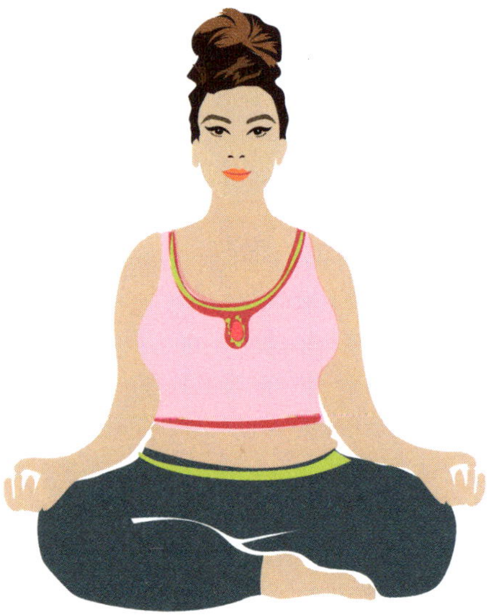

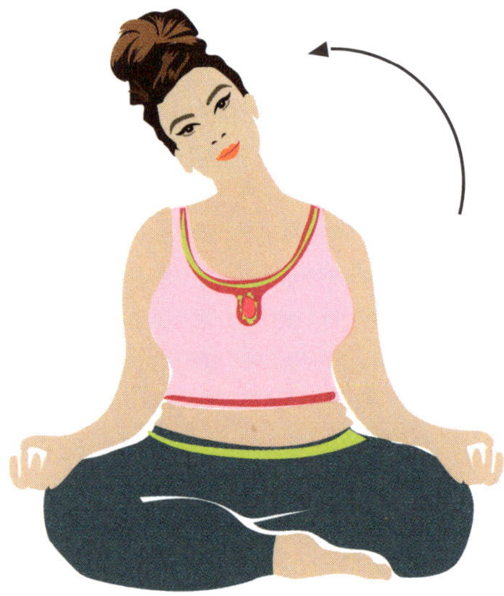

1 Ausgangsposition ist der Schneidersitz, alternativ der gerade Sitz auf einem Stuhl. Im Schneidersitz kannst du dich gern auf ein Yoga-Kissen setzen. Achte darauf, dass Kopf, Nacken und Wirbelsäule von der Seite gesehen eine Linie bilden. Deine Schultern fallen leicht zurück, öffne deinen Brustraum nach oben, halte deine Mitte und den Rücken gerade. Das Becken ist leicht nach hinten gekippt, damit der untere Rückenbereich kein Hohlkreuz bildet. Deine Hände liegen entspannt auf deinen Knien.

2 Atme ein und neige langsam deinen Kopf zur rechten Seite. Dein Kopf sollte seitlich gesehen in der Achse bleiben. Stell dir dafür vor, dein rechtes Ohr möchte deine rechte Schulter berühren. Dehne deinen Nacken sanft und spüre in diese Bewegung hinein. Bleib so viele Atemzüge in dieser Position, wie es dir guttut.

Diese Übung eignet sich auch hervorragend für zwischendurch im Büro vom Stuhl aus.

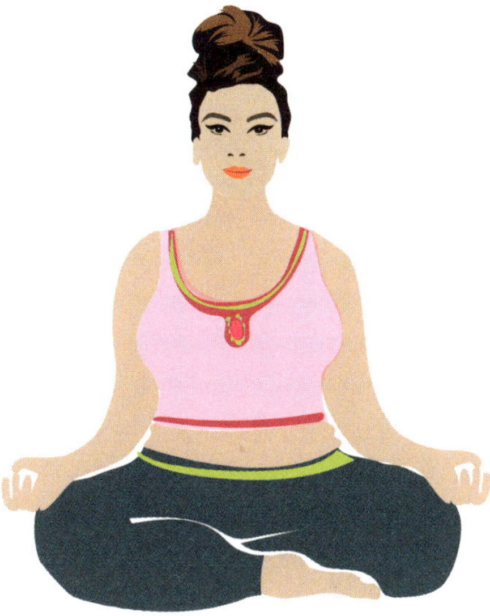

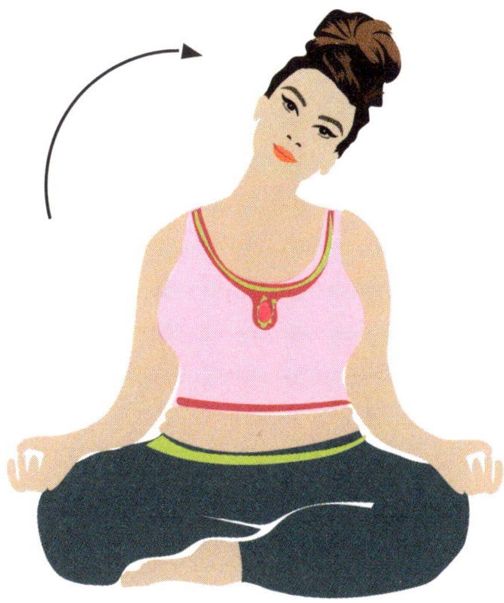

3 Komm wieder in die Ausgangsposition. Atme etwa zwei Mal aus und ein. Nimm bewusst wahr, wie sich dein Nacken anfühlt.

4 Atme wieder ein und neige langsam deinen Kopf zur linken Seite. Stell dir vor, dein linkes Ohr möchte deine linke Schulter berühren. Dehne deinen Nacken sanft und spüre in diese Bewegung hinein. Bleib auch hier so viele Atemzüge in dieser Position, wie es dir guttut.

Komm wieder in die Anfangsposition und beende die Übung.

Kopfdrehen

Diese Übung ähnelt dem Nackenstrecken, nur dreht sich hier der Kopf um die Längsachse des Halses und kippt nicht in Richtung Ohr. Eine kraftvolle und selbstbewusste Kopfhaltung gelingt nur mit einem starken Schultergürtel, der hiermit ebenfalls trainiert wird.

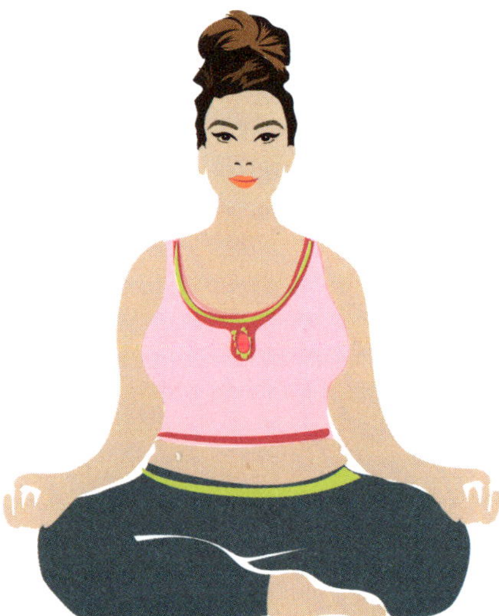

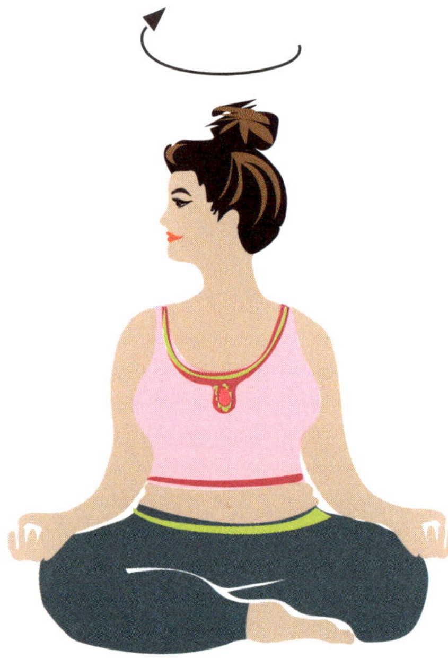

1 Ausgangsposition ist der Schneidersitz. Achte darauf, dass Kopf, Nacken und Wirbelsäule von der Seite gesehen eine Linie bilden. Deine Schultern fallen leicht zurück, öffne deinen Brustraum nach oben, halte deine Mitte und den Rücken gerade. Das Becken ist leicht nach hinten gekippt, damit der untere Rückenbereich kein Hohlkreuz bildet. Deine Hände liegen entspannt auf deinen Knien. Atme ein und aus.

2 Dreh nun deinen Kopf langsam auf die rechte Seite. Kinn und Augen bleiben auf der gleichen Höhe der Ausgangsposition. Nimm bewusst wahr, was auf deinem Augenhorizont liegt. Korrigiere deine Schultern noch einmal bewusst nach unten. Atme in dieser gedrehten Position einige Atemzüge bewusst ein und aus. Spüre die Dehnung. Verweile eine Minute.

Du wirst erkennen, dass sich die beiden Seiten nicht gleich anfühlen. Das kommt von unseren einseitigen Belastungen (etwa die Arbeit am Schreibtisch und das Bedienen der Maus). Deshalb eignet sich diese Übung auch hervorragend für zwischendurch im Büro vom Stuhl aus oder auch im Bus.

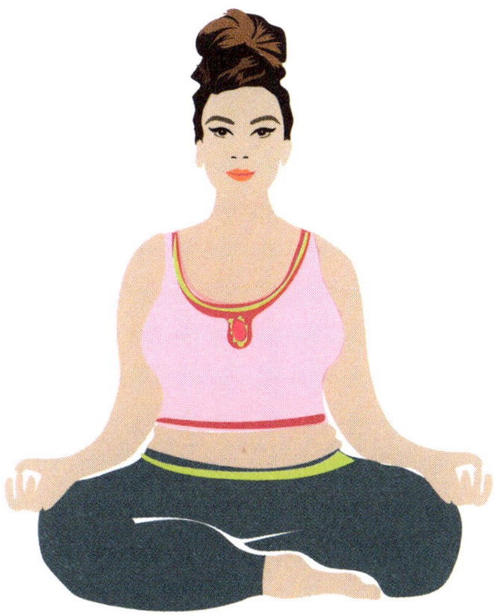

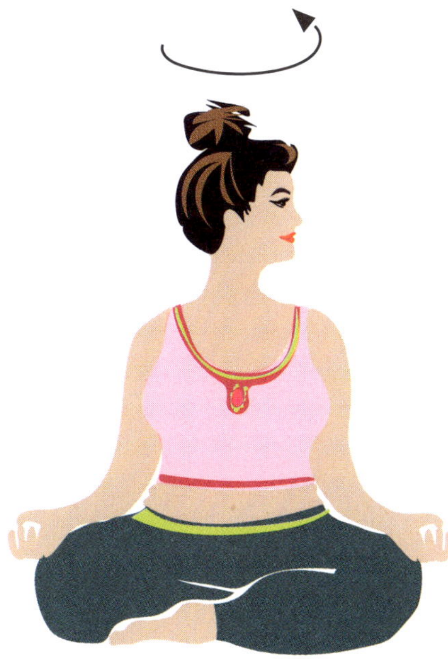

3 Komm wieder in die Anfangsposition zurück. Nimm bewusst wahr, wie sich dein Hals und Nackenbereich anfühlen.

4 Atme wieder ein und aus, dreh dann den Kopf zur linken Seite. Auch hier achte wieder auf deine Schultern und deine gerade Haltung. Genieße die Dehnung. Verweile auch hier eine Minute.

Komm wieder in die Anfangsposition und beende die Übung.

Rumpfdrehen

Bei dieser Übung wird der mittlere und untere Rückenbereich gedehnt. Hierbei wird die gesamte Rückenmuskulatur sowie die schräge Bauchmuskulatur gestärkt. Gleichzeitig werden der Bauchraum und der Unterleib leicht massiert.

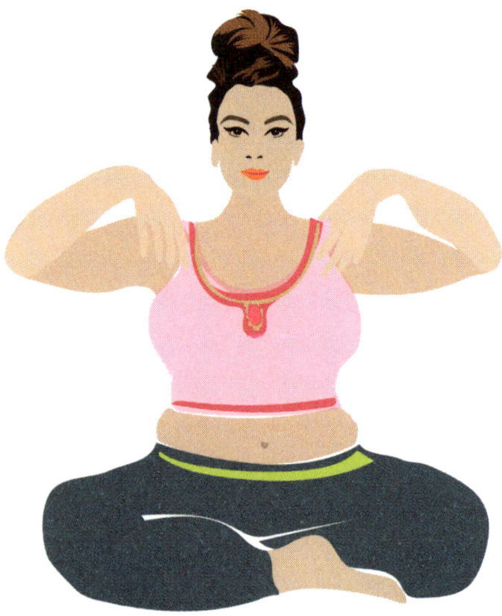

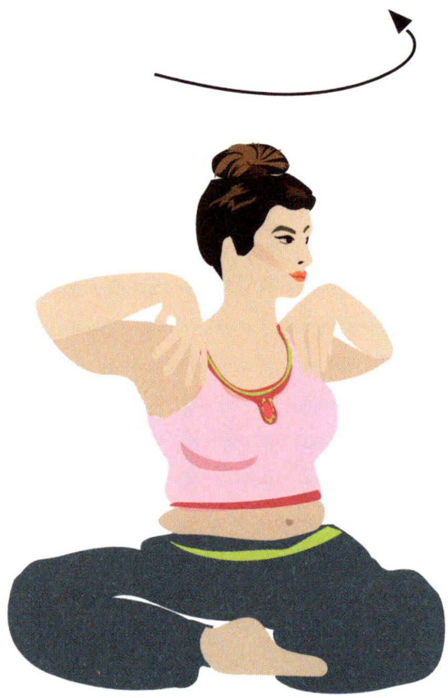

1 Ausgangsposition ist der Schneidersitz. Achte darauf, dass Kopf, Nacken und Wirbelsäule von der Seite gesehen eine Linie bilden. Leg deine Hände locker auf deine Schultern, die Daumen umfassen deine Schultern von hinten, die restlichen Finger zeigen nach vorne. Deine Ellbogen sind auf Schulterhöhe, deine Oberarme sind parallel zum Boden. Deine Schultern sollten sich in dieser Position nicht mit nach oben ziehen.

2 Atme ein und drehe deinen Oberkörper so weit nach links, wie dir guttut. Achte darauf, dass dein Oberkörper nicht nach vorn oder hinten kippt und dass deine Oberarme parallel zum Boden bleiben. Dein Kopf wandert mit, dreht sich aber nicht weiter auf dem Hals.

Entweder vor oder nach der Übung empfiehlt es sich die Schultern zu lockern, indem du mit angewinkelten Ellbogen kreisende Bewegungen machst, ähnlich wie beim Kraulen.

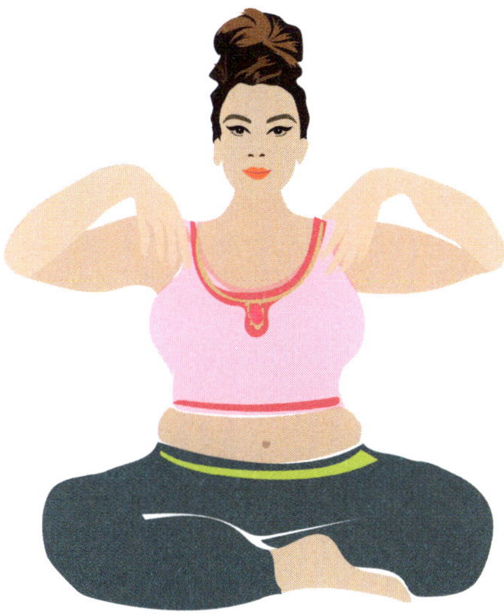

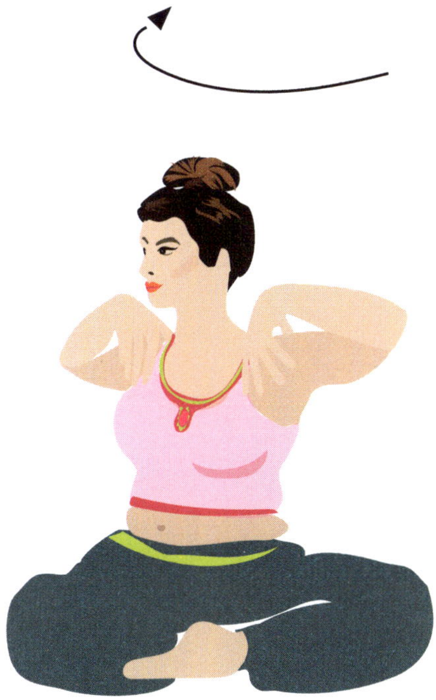

3 Atme aus und komm wieder in die Ausgangsposition. Lass die Hände auf den Schultern.

4 Atme ein und dreh deinen Oberkörper jetzt nach rechts. Wiederhole diesen Übungsablauf einige Male.

Beende die Übung und spüre bewusst nach.

Schulterkreisen

Das Schulterkreisen ist eine einfache und sehr wertvolle Übung zur Lockerung und Entspannung eines verspannten Nackens. Diese Ausgleichsübung kannst du sowohl im Stehen als auch im Sitzen ausführen.

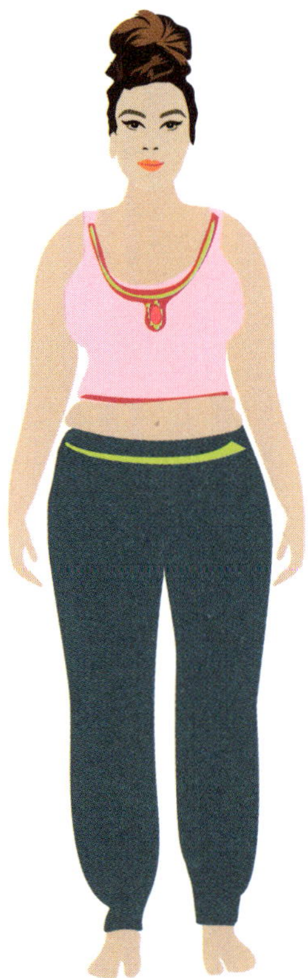

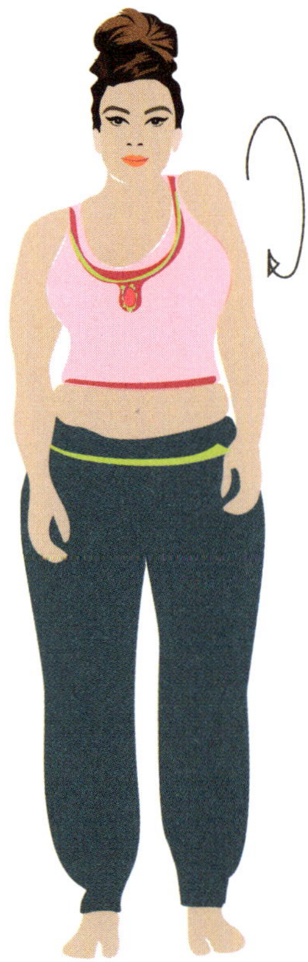

1 Ausgangsposition ist ein entspannter Stand. Deine Füße stehen hüftbreit und parallel auf deiner Matte. Deine Knie sind ganz leicht gebeugt, das Becken nach hinten gekippt, sodass kein Hohlkreuz entsteht. Deine Arme hängen locker herunter, die gesamte Wirbelsäule ist gerade. Ein kleines Lächeln schenkst du deinem Gesicht.

2 Zieh deine linke Schulter ganz nach oben ans Ohr und bewege sie kreisend nach vorne. Lass deine Schulter so fünf Mal vorwärts, dann rückwärts einen großen Kreis umschreiben. Dein Arm sollte dabei locker seitlich hängen.

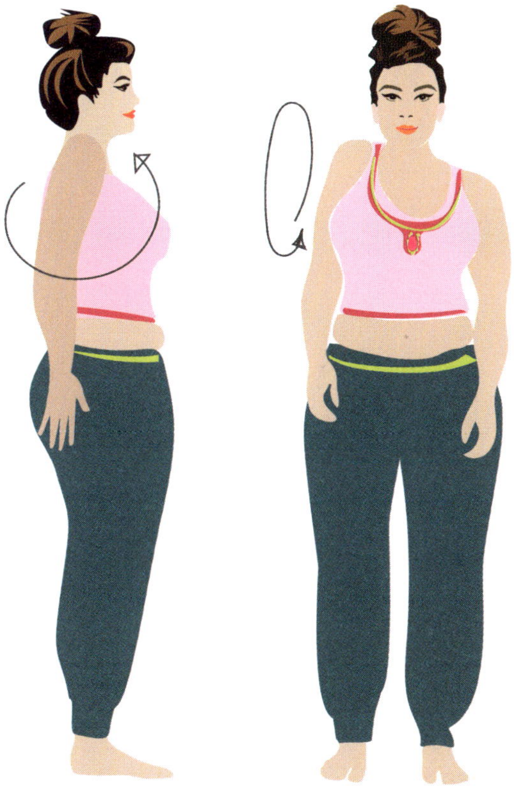

3 Wiederhole das Schulterkreisen jetzt mit der rechten Schulter, nun fünf Mal nach hinten und fünf Mal nach vorne. Wenn du willst, kannst du auch mit beiden Armen gleichzeitig die Kreisbewegung nach vorne oder hinten machen.

Beende die Übung, fühle im Stehen für einige Sekunden nach. Gerne kannst Du auch die Augen schließen und deinem Gleichgewicht nachspüren.

Halbes Kuhgesicht

Deine Arme, Schultern und Schulterblätter werden gedehnt, die untere Rückenmuskulatur wird gestärkt. Durch diese Übungshaltung streckt sich deine Wirbelsäule und deine Lunge weitet sich. Besonders bei einer größeren Oberweite verschafft das Halbe Kuhgesicht eine erfreuliche Öffnung im Brustbereich.

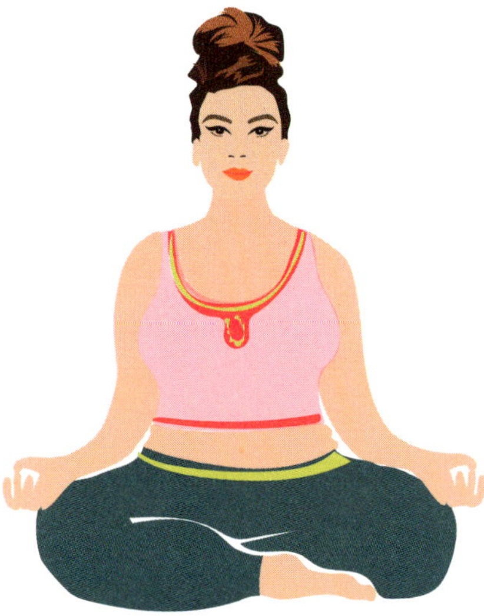

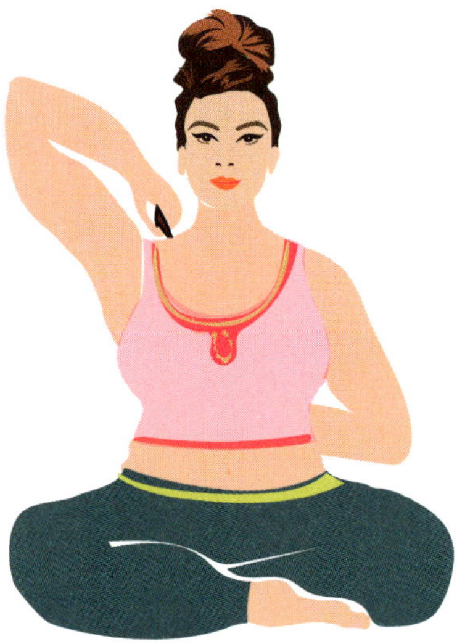

1 Ausgangsposition ist der Schneidersitz. Dein Kopf, Nacken und deine Wirbelsäule bilden eine senkrechte Linie.

Damit es dir leichter fällt, die Hände hinter dem Rücken zusammenzuführen, kannst du anfangs ein Band benutzen.

2 Streck deine linke Hand zur Seite aus und bring die Hand auf deinen Rücken. Nimm das Band in die rechte Hand und streck deinen abgewinkelten Arm nach oben, der Ellbogen zeigt zur Decke. Deine linke Hand greift auch das Band. Achte auf eine angenehme Spannung in den Armen und fass das Band straff. Korrigiere deinen Nacken, er sollte lang sein. Halte diese Position 20 Sekunden. Atme dabei gleichmäßig.

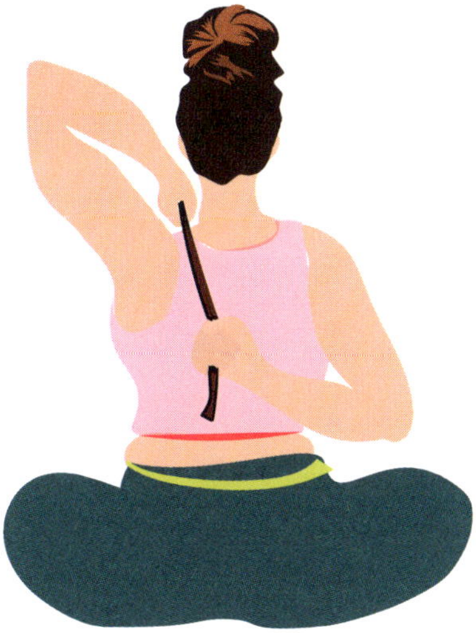

! Es ist normal, dass sich diese Übung nicht auf beiden Seiten gleich anfühlt, denn jede hat eine beweglichere Seite. Wenn du es schaffst, kannst du diese Übung auch ohne Band ausführen. Dann greifst du mit deinen beiden Händen ineinander. Achte bei der Übung stets darauf, dass dein oberer Arm in einer Ebene mit deinem Körper ist.

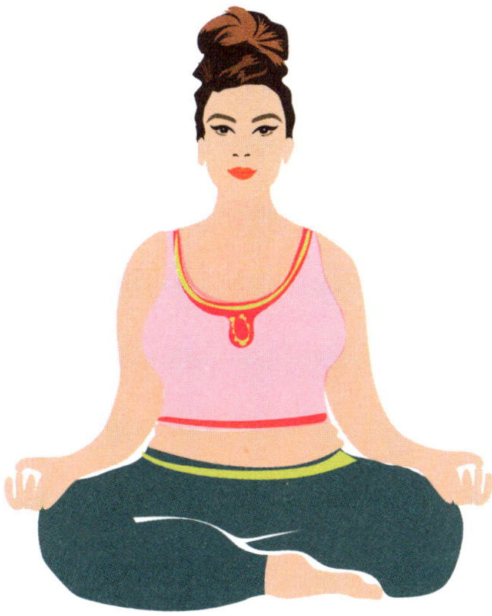

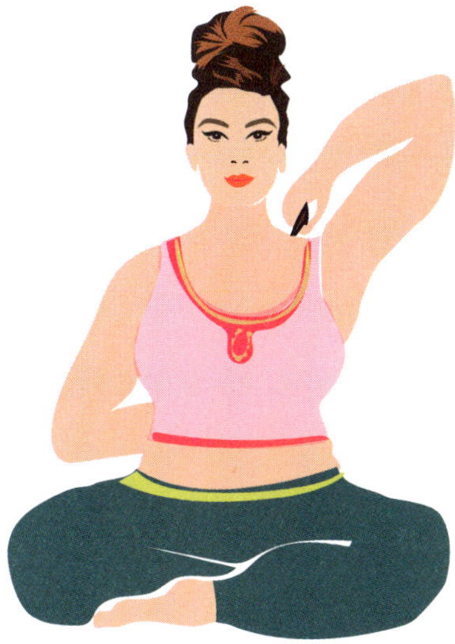

3 Lass langsam das Band los, führe die Hände wieder vor den Körper und kehre wieder in die Ausgangsposition zurück. Spüre nach, wie sich dein Arm durch die Dehnung anfühlt. Ein leichtes Kribbeln zeigt, dass dein Arm gut durchblutet ist. Nimm ein paar Atemzüge.

4 Wiederhole die Übung mit dem rechten Arm hinter dem Rücken und dem linken Ellbogen nach oben zeigend. Geh wieder genussvoll und auch fordernd in die Dehnung hinein.

Lass langsam das Band los und beende die Übung. Fühle deine neue Beweglichkeit.

Katze - Kuh

Katze – Kuh ist eigentlich eine Kombination aus zwei Übungen. Diese Asana lockert die Wirbelsäule und verbindet Bewegung und Atmung auf angenehme Weise. Sie dehnt Rücken, Schultern, Nacken und die Halswirbel. Durch die wechselnde Rundung auch im Bauchbereich regt sie die Verdauung an und ist gut für die Bauchmuskeln. Da der Kreislauf in Schwung kommt, fühlst du dich danach wacher und entspannter.

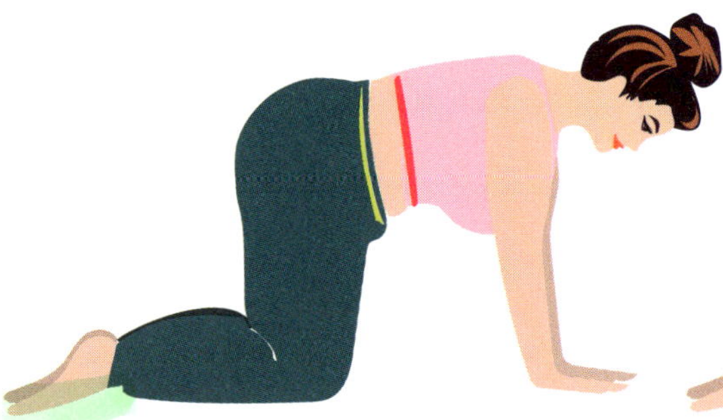

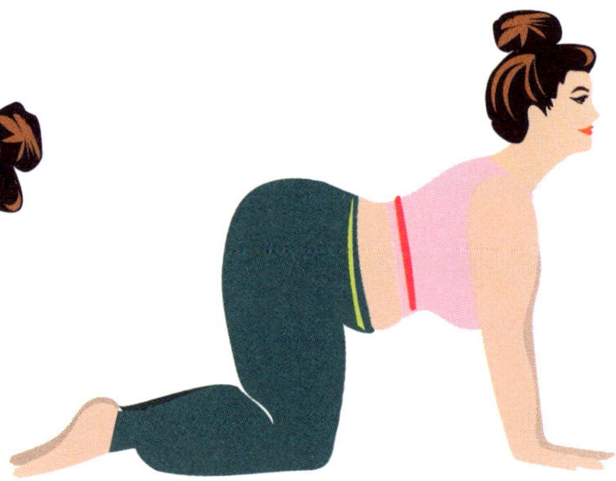

1 Ausgangsposition ist der Vierfüßlerstand. Deine Hände sind unter deinen Schultern, deine Knie sind senkrecht unter deinen Hüften. Der Spann liegt auf der Yoga-Matte flach auf. Deine Finger sind auf der Matte breit gefächert. Der Zeigefinger sollte komplett auf der Matte aufliegen, denn so wird das Handgelenk am wenigsten belastet. Bei Knieproblemen kannst du gerne eine weiche Decke unter deine Knie legen.

2 Deine Arme und der Nacken sind gestreckt. Mit der Einatmung heb das Kinn leicht an. Gleichzeitig ziehen deine Schulterblätter in Richtung Hüfte und dein unterer Rückenbereich sinkt in ein Hohlkreuz – hier darf er das endlich mal. Dein Blick ist nach vorn gerichtet. Du befindest dich nun in der Kuh-Position.

! Bei starken Verspannungen im Nacken beuge deinen Kopf nicht nach unten, sondern lass deinen Hals gerade.

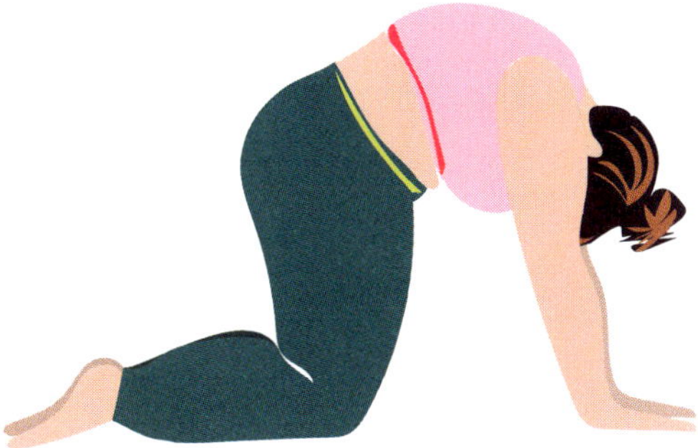

3 Beim Ausatmen kommst du in die Katze. Du ziehst deinen Bauchnabel ganz fest in Richtung Wirbelsäule und machst einen genüsslichen Katzenbuckel, dein Kopf beugt sich nach unten, dein Kinn zeigt zu deiner Brust. Wiederhole diese Übungsabfolge einige Male, immer abwechselnd. Achte dabei auch auf die Ein- (Kuh) und Ausatmung (Katze). Anschließend komm in die Entspannungshaltung (Kind, siehe Seite 38). Spüre hier den Atem im Rücken nach und genieße bewusst die Dehnung.

Himmelstrecken

Dies ist eine hervorragende Asana, um den Kreislauf in Schwung zu bringen. Es ist eine einfache Streckübung, die jedoch viele Muskeln, sogar im Gesäß, trainiert. Besonders im Winter kann dir diese Übung helfen, dich aufzuwärmen.

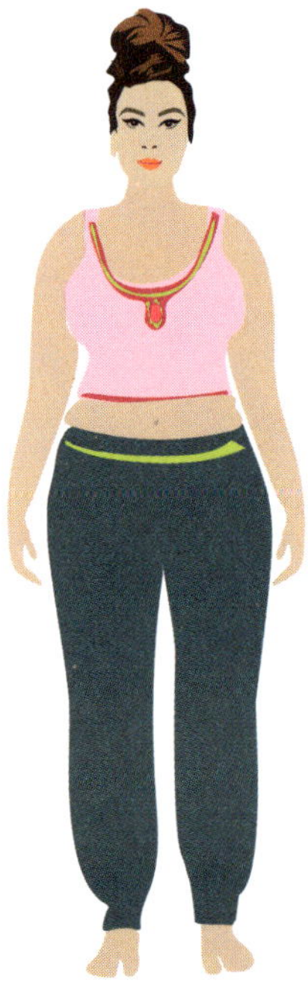

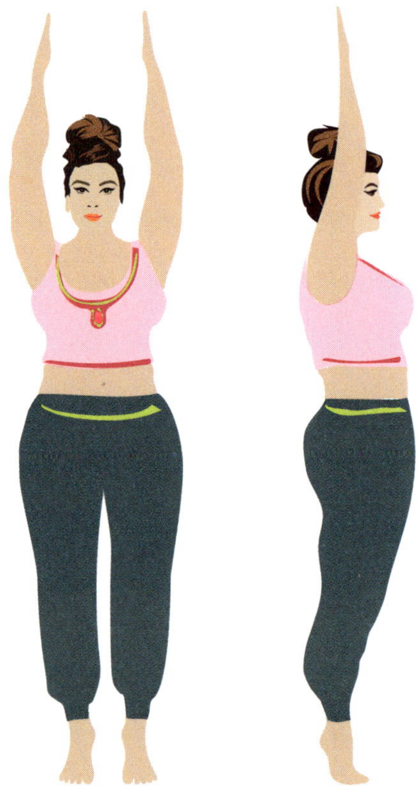

1 Ausgangsposition ist der Entspannte Stand (siehe Seite 40). Die Füße stehen hüftbreit und parallel auf deiner Matte. Deine Knie sind leicht gebeugt, das Becken kippt nach vorn, deine Arme hängen locker herunter. Die Wirbelsäule ist gerade aufgerichtet. Atme langsam tief durch, lass deinen Atem vom Brust- in den Bauchraum fließen.

2 Streck nun deine Arme nach oben und stell dir vor, du bist an langen Seilen mit dem Himmel verbunden. Jetzt rollst du dich hoch auf deine Zehenspitzen. Finde dein Gleichgewicht; fokussiere zur Hilfe einen Punkt auf Augenhöhe. Spüre die Spannung in deinem gesamten Körper.

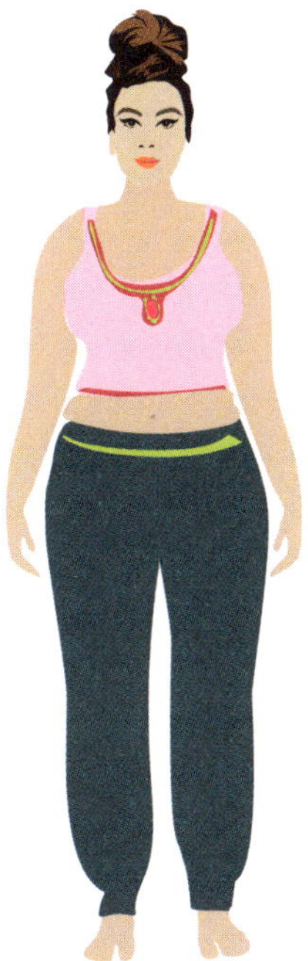

Beende die Yoga-Übung nach fünf Atemzügen und spüre nach.

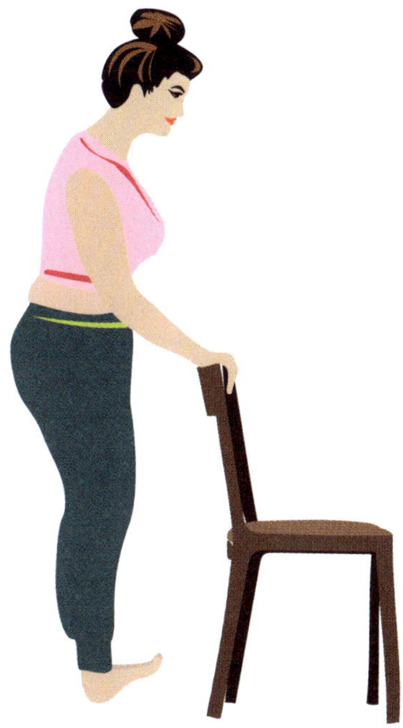

Als Gegenstreckübung kannst du dich auf deine Fersen stellen, halte dich dabei an einer Stuhllehne oder der Wand fest. Deine Zehen sind nach oben gerichtet. Beende die Gegenstreckung ebenfalls nach fünf Atemzügen und spüre die Dehnung.

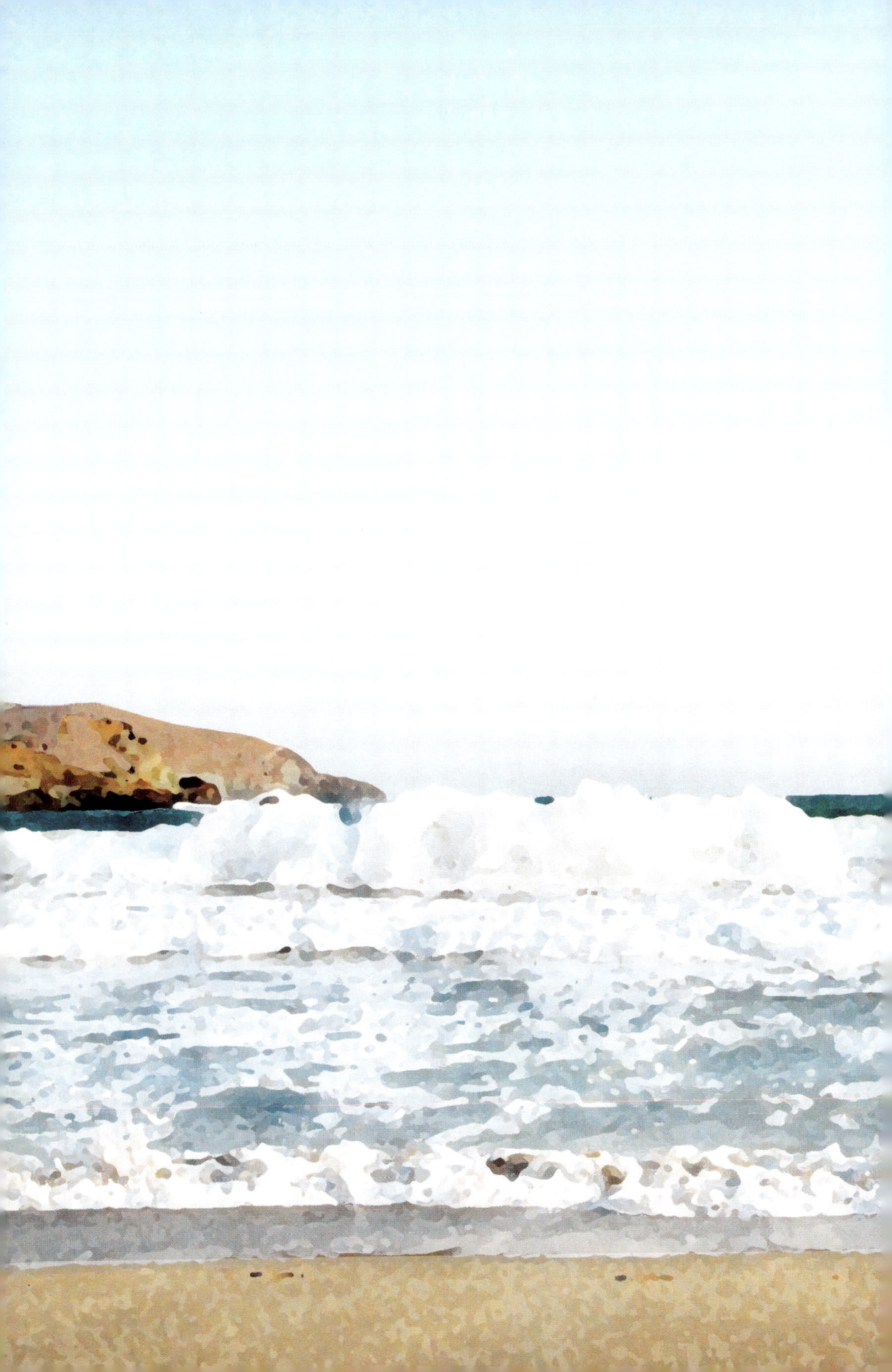

was du denkst, bist du.
was du bist, strahlst du aus.
was du ausstrahlst, ziehst du an.

Buddha

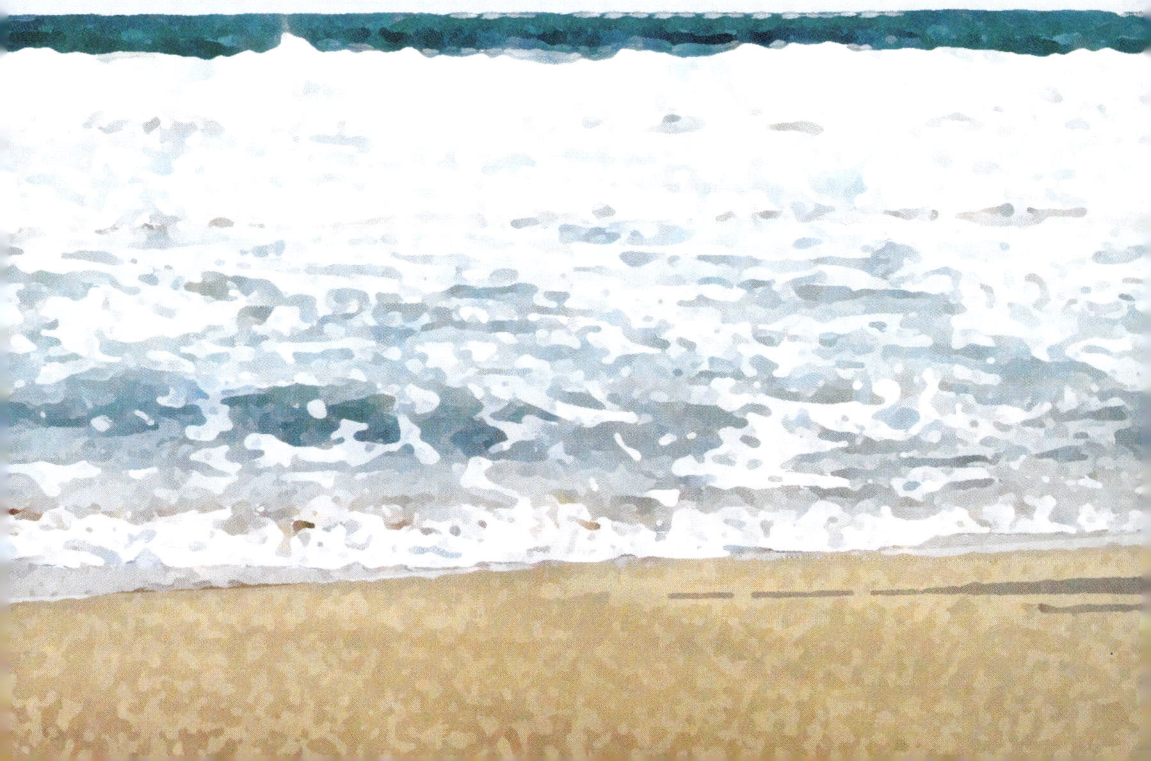

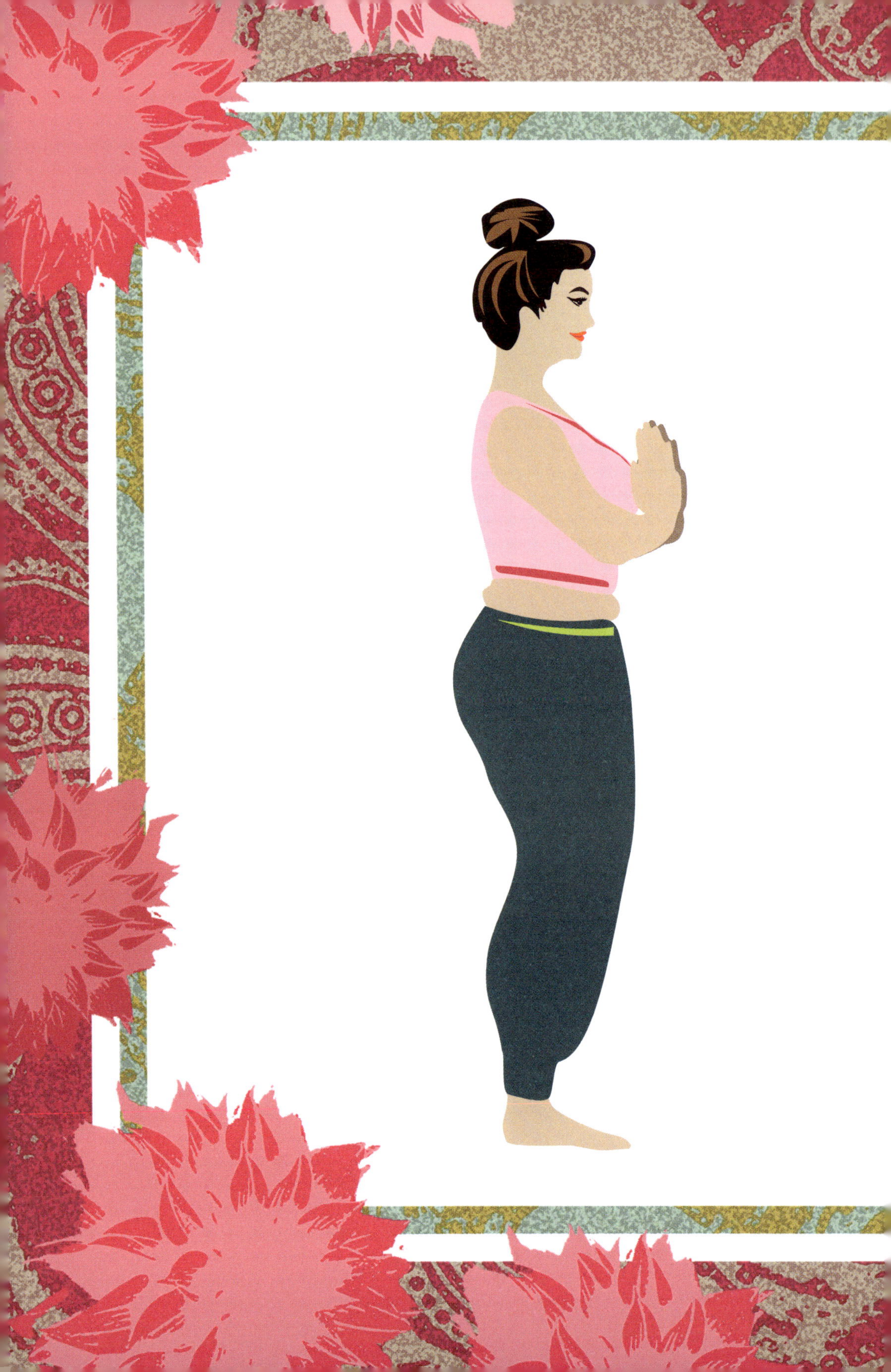

Sonnengruß

Beweglichkeit und Lebensfreude begrüßen, Muskelpartien sanft aufwärmen, den Kreislauf in Schwung bringen. Intensives Atmen für Wärme im Inneren, die nach außen strahlen kann.

Herabschauender Hund

Hier handelt es sich um eine sogenannte Umkehrhaltung. Und schaffen wir nicht am besten Platz und Luft, wenn wir alles mal gründlich auf den Kopf stellen? Das gilt auch hier: Deine Organe werden entlastet, dein Blutkreislauf wird angeregt und deine Energiereserven werden aktiviert. Das Zwerchfell, das wir durch schlechte Haltung und zu flache Atmung häufig misshandeln, wird befreit. Diese Übung bietet gleichzeitig Entspannung und Anspannung für Körper und Geist. Nutze die Gelegenheit, liebevoll mit deinem Körper in Einklang zu treten.

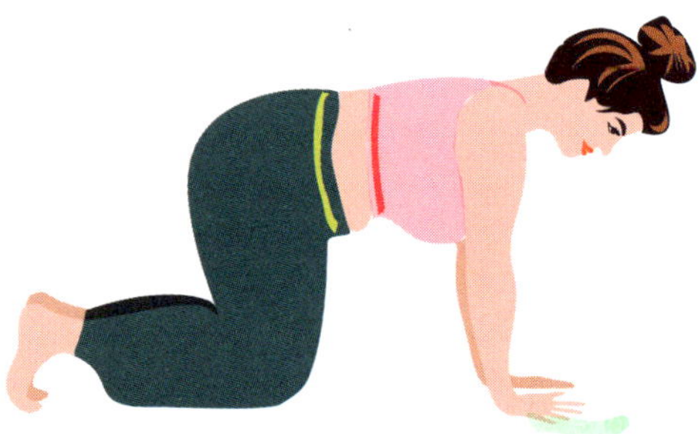

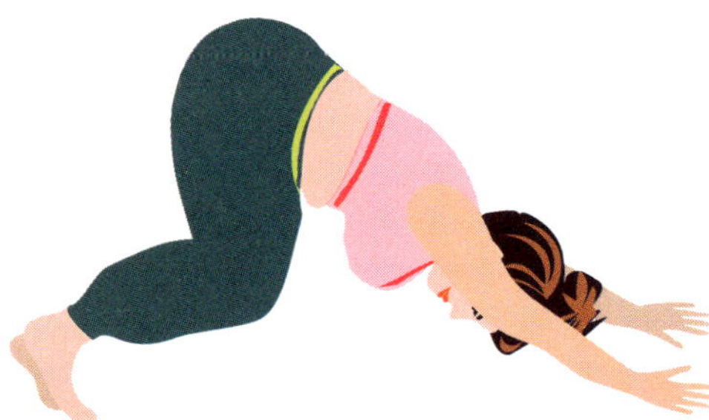

1 Ausgangsposition ist der Vierfüßlerstand. Deine Zehen sind aufgestellt. Deine Hände sind unter deinen Schultern, deine Knie sind senkrecht unter deinen Hüften. Deine Finger sind auf der Matte breit gefächert. Der Zeigefinger sollte komplett auf der Matte aufliegen, denn so wird das Handgelenk am wenigsten belastet. Bei Knieproblemen kannst du gerne eine weiche Decke unter deine Knie legen.

2 Atme aus und streck langsam deine Beine. Dadurch drücken sich Hüfte und Po automatisch nach oben. Versuche mit deinen Füßen auf der Stelle zu bleiben, auf der sie von Anfang an standen. Drehe die Ellbogen leicht nach außen. Das alles kann ganz schön kräftezehrend sein – bevor du enttäuscht aufgibst, übe lieber eine Etage höher mit Hilfe eines Stuhls.

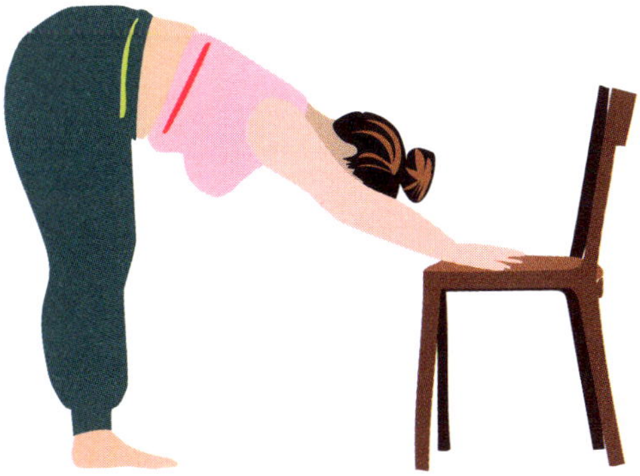

Falls du Schwierigkeiten mit deinen Achillessehnen hast und diese sehr steif sind, winkle einfach deine Knie zunächst leicht an. Versuch sie dann langsam zu strecken, gern auch erst einmal abwechselnd, bevor du deine Endposition einnimmst. Achte dann unbedingt darauf, den kompletten Rücken gerade und die Knie gestreckt zu halten.

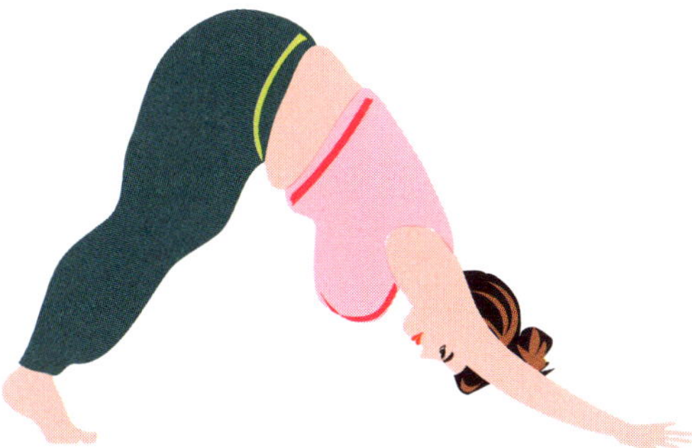

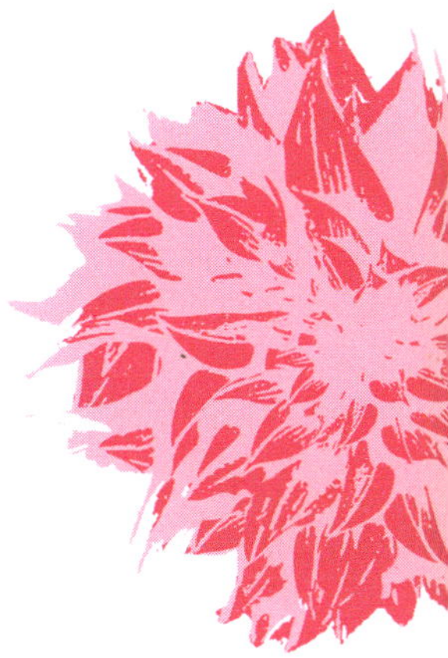

3 Deine Beine sind gestreckt, die Fersen zeigen in Richtung Boden. Fortgeschrittene oder gut Aufgewärmte können sie aufstellen. Dein Rücken ist gerade, besonders der untere Rückenbereich. Ohren und Oberarme sollen seitlich auf einer Ebene sein, dein Kopf und Nacken bleiben entspannt. Die Schulterblätter streben zueinander.

4 Atme ruhig ein und aus. Genieße diese Übung etwa 1–3 Minuten.

Beende die Übung und komm in die Stellung des Kindes (siehe Seite 38). Spüre nach.

Brett

Das Brett stärkt in erster Linie die Muskulatur deiner Wirbelsäule und vor allem deine Bauchmuskeln. Diese anregende Übung gibt dir Frische und Kraft, ist gut gegen Müdigkeit und Lethargie.

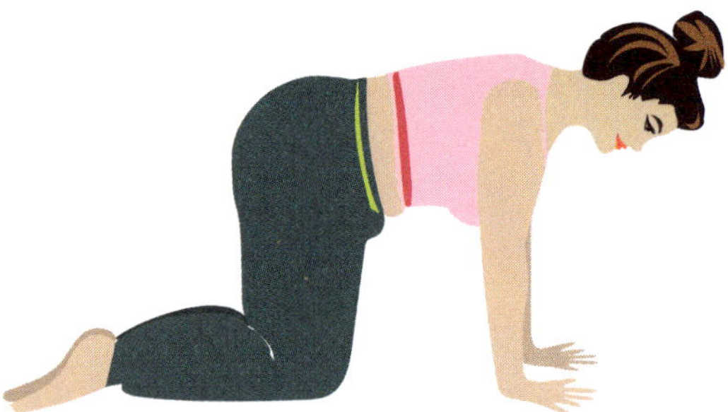

1 Ausgangsposition ist der Vierfüßlerstand. Deine Hände sind unter deinen Schultern, deine Knie sind senkrecht unter deinen Hüften. Deine Finger sind auf der Matte breit gefächert. Der Zeigefinger sollte komplett auf der Matte aufliegen, denn so wird das Handgelenk am wenigsten belastet.

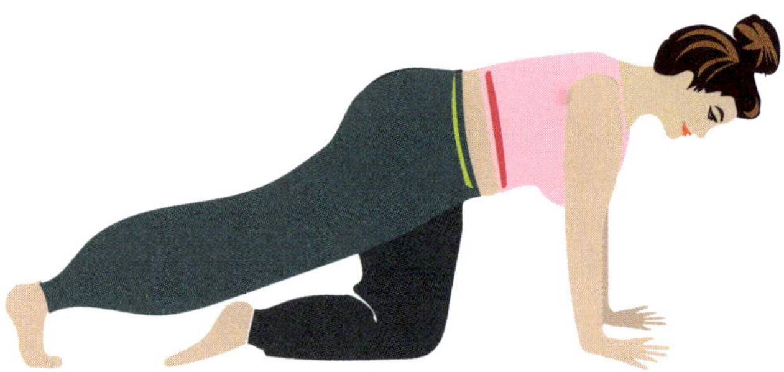

2 Atme aus und streck dein rechtes Bein weit nach hinten. Stell die Zehen auf die Matte, sodass der Fußballen dein Bein fixiert.

! Nicht geeignet bei Arthritis in Händen und Füßen, bei Schulterproblemen oder, durch die immense Anspannung der Bauchmuskulatur, während der Schwangerschaft. Als Alternative kann das Brett auch auf den Unterarmen gestützt ausgeführt werden. Dabei ebenso darauf achten, dass der Kopf nicht zwischen den Schultern einsinkt.

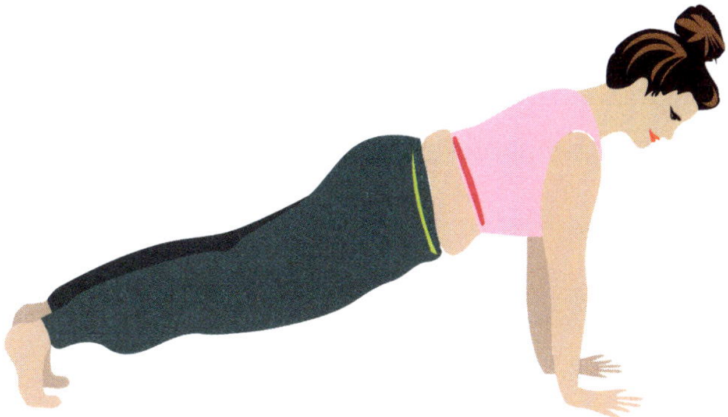

3 Mit der nächsten Ausatmung stellst du dein linkes Bein neben das rechte. Achte darauf, dass dein Rücken gerade ist, dein Bauch flach. Gern rutscht beim Nach-hinten-Stellen des zweiten Beins der Po nach oben, was das Halten der Position spürbar leichter, aber auch unwirksamer macht.

4 Spüre die Dehnung in der rückwärtigen Beinmuskulatur. Zieh deinen Nacken lang und die Schulterblätter Richtung Wirbelsäule. Stell dir vor, du hast ein Brett auf deinem Rücken. Verweile einige Atemzüge in dieser Position. Fordere dich, überschreite aber nicht deine Grenzen.

Beende die Übung, indem du wieder in den Vierfüßlerstand und anschließend im Kind (siehe Seite 38) zur Ruhe kommst.

Kobra

Die Kobraposition ähnelt, der Name verrät es bereits, der einer aufgerichteten Schlange. Durch den aufgerichteten Oberkörper werden die Brustmuskulatur gedehnt und die Rückenmuskeln gekräftigt. Der Po muss ebenfalls mitarbeiten. Diese Übung hat durch die Weitung der Lunge eine beruhigende Wirkung bei Stress und verbessert die Verdauung.

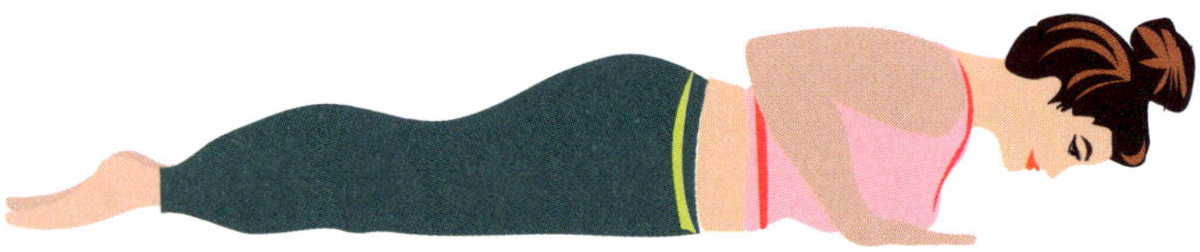

1 Leg dich flach auf den Bauch auf die Yoga-Matte. Deine Füße liegen hüftbreit nebeneinander, der Spann liegt flach auf der Matte. Die Fersen sollten nicht nach außen fallen. Die Hände liegen breit aufgefächert auf Schulterhöhe.

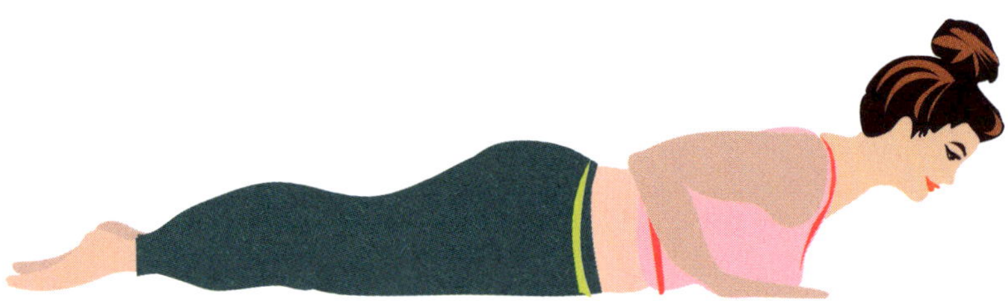

2 Hebe deinen Oberkörper aus der Kraft deines oberen Rückens leicht vom Boden ab. Der Blick bleibt nach unten gerichtet.

! Aufgrund der Belastung im Bauchbereich solltest du diese Übung nicht schwanger ausüben. Bei Schwierigkeiten mit dem Handgelenk auf die Sphinx ausweichen.

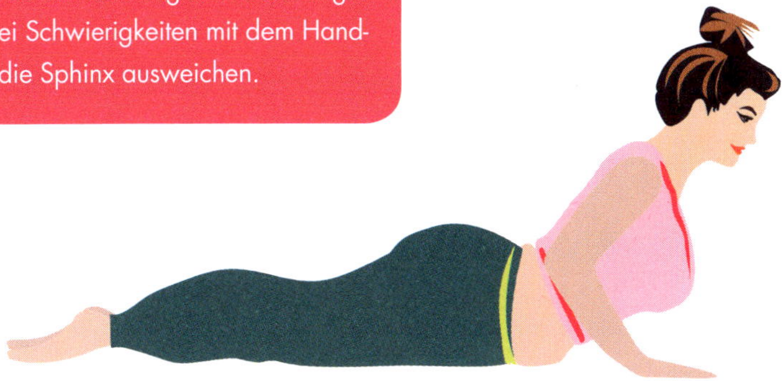

3 Richte deinen Rücken Wirbel für Wirbel so weit auf, wie es für dich angenehm ist. Deine Arme bleiben leicht angewinkelt, die Ellbogen bleiben am Körper. Das Brustbein schiebt nach vorne, die Schultern ziehen zurück. Achte darauf, dass die Bewegung für das Anheben aus dem Rumpf kommt und du dich nicht mit Hilfe der Hände hochdrückst. Auf keinen Fall solltest du deinen Hals überstrecken, nur, um weiter nach oben zu kommen. Dein Blick geht nach vorne, leicht in die Höhe. Nimm fünf Atemzüge.

Beende die Übung und bleibe einige Atemzüge entspannt in der Bauchlage, die Stirn auf die flachen Hände abgelegt.

Sphinx

Mit der Sphinx kannst du die Dehnung im Rückenbereich üben. Dafür platzierst du die Ellbogen unter den Schultern, die Unterarme zeigen parallel nach vorne. Verweile für sechs Atemzüge in dieser Position.

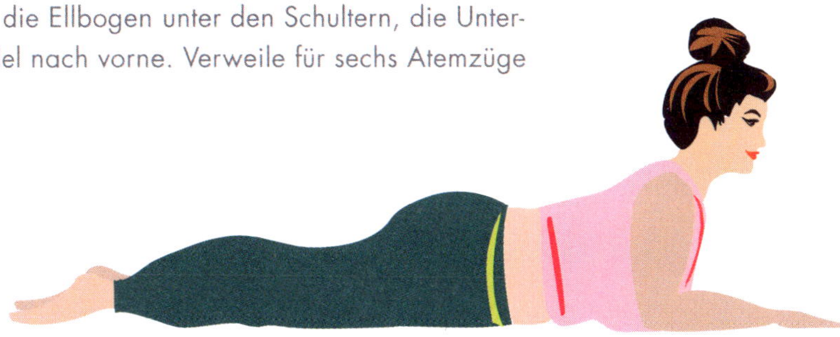

Vorbeuge

Bei der Vorbeuge werden Rücken und Becken gelockert sowie die hintere Oberschenkelmuskulatur gedehnt, insbesondere der Ischiasnerv. Diese Übung bringt dir Frische, verbessert deine Konzentration. Die Vorbeuge kannst du sehr gut zwischendurch in deinen Alltag einbauen.

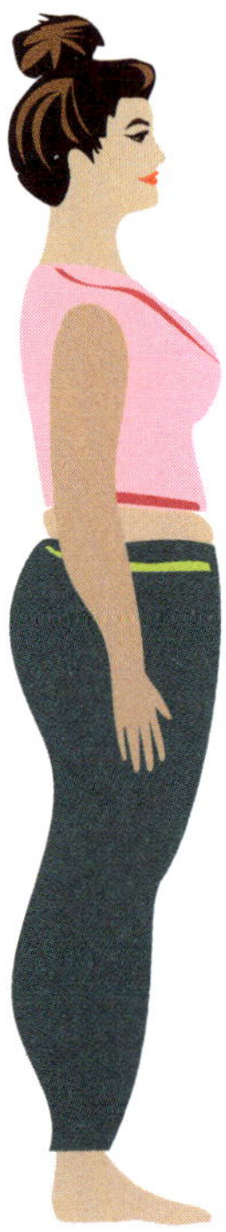

1 Ausgangsposition ist der entspannte Stand. Deine Füße stehen hüftbreit und parallel auf deiner Matte. Deine Arme hängen locker herunter. Die Wirbelsäule ist gerade, der Brustkorb strebt zur Decke. Komm mit der Einatmung mit beiden Armen nach oben. Die Arme zeigen jetzt zum Himmel.

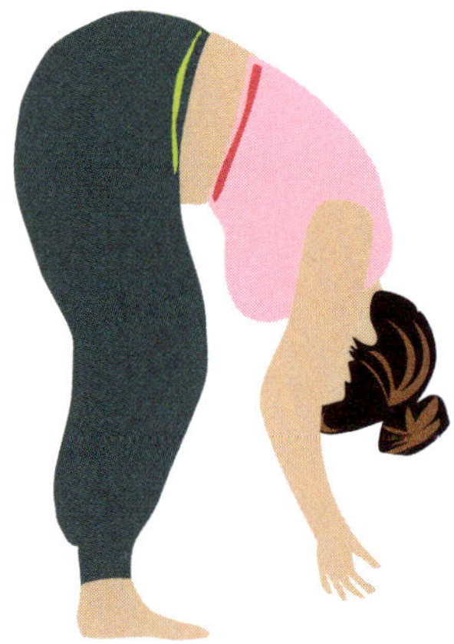

2 Mit der langgezogenen Ausatmung führe beide Arme langsam nach unten. Rolle dann, mit dem Halswirbel beginnend, Wirbel für Wirbel deinen Rücken ab. Um den Rücken mehr zu schonen, kannst du die Knie anwinkeln. Lass deinen Kopf und deine Arme ganz locker baumeln. Sinke tiefer in die Beugung. Es geht nicht darum, den Boden oder die Unterschenkel zu berühren, sondern um das Loslassen, das Annehmen der Position. Spüre, wie sich dein Körper Atemzug für Atemzug mehr entspannt, besonders der Nacken, die Schultern und die Seele.

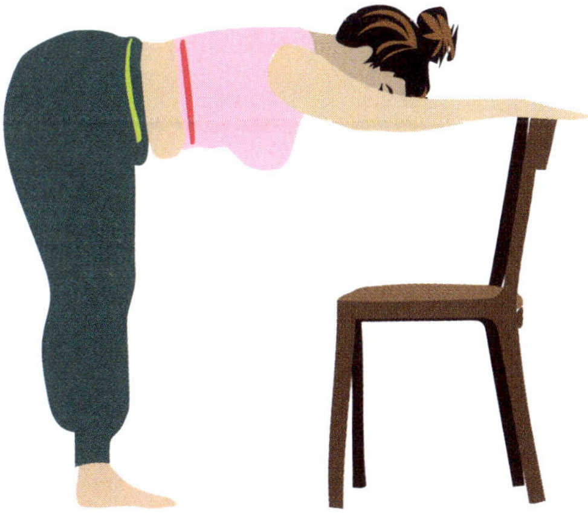

Die Vorbeuge ist ebenso gut an einem Stuhl zu üben. Du stellst dich etwa einen halben Meter vor einen Stuhl und legst deine Hände auf der Lehne ab. Rücken und Nacken bilden eine gerade Linie, dein Kopf schaut zwischen deinen Armen nach unten. Die Arme und Knie sind gestreckt. Dehne deine Wirbelsäule vom Becken bis zum Kopf. Spüre die Dehnung in deinen Beinen. Atme bewusst einige Atemzüge ein und aus.

Alternativ kannst du dich gerne an der Wand anlehnen. Atme fünf bis zehn Mal ein und aus und komm anschließend langsam wieder zum Stehen.

Beende die Übung nach etwa fünf Atemzügen in der Vorbeuge, indem du die Hände auf die Oberschenkel legst und beim Einatmen mit geradem Rücken wieder nach oben kommst.

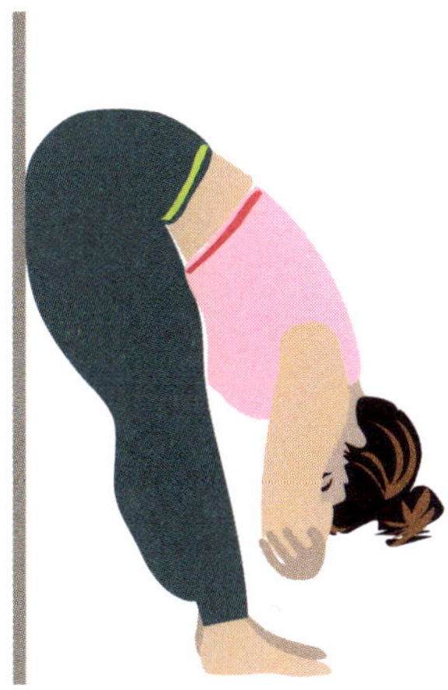

Sonnengruß

Der Sonnengruß ist eine Abfolge von verschiedenen Yoga-Sequenzen. Er eignet sich als Übungsabfolge am Morgen oder auch zum Aufwärmen für weitere Übungen. Im Yoga wird immer bei der Streckung eingeatmet und bei der Krümmung oder Anspannung ausgeatmet.

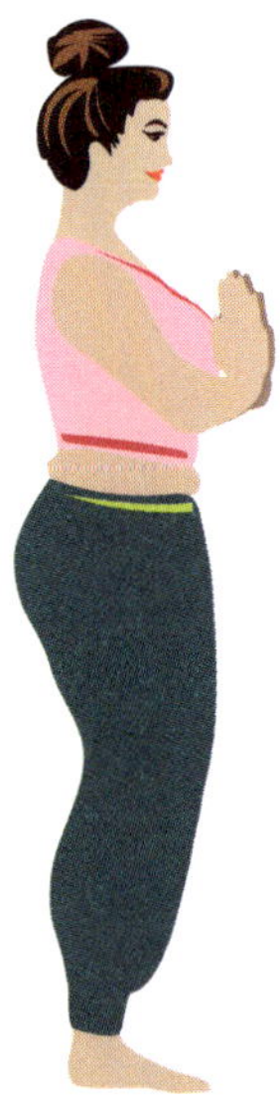

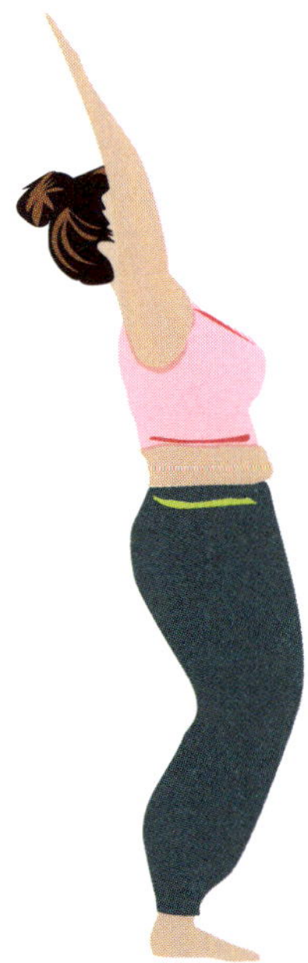

1 Ausgangsposition ist der entspannte Stand. Deine Füße stehen hüftbreit unter dem Becken auf der Matte. Nimm die Geste der Dankbarkeit (siehe Seite 40) ein: Deine Handflächen berühren sich vor dem Brustkorb, deine Unterarme bilden eine horizontale Linie. Nimm noch einen tiefen Atemzug und komm zu dir.

2 Atme tief ein und streck deine Arme Richtung Himmel. Dein Blick geht gleichzeitig mit nach oben, dein Brustraum öffnet sich.

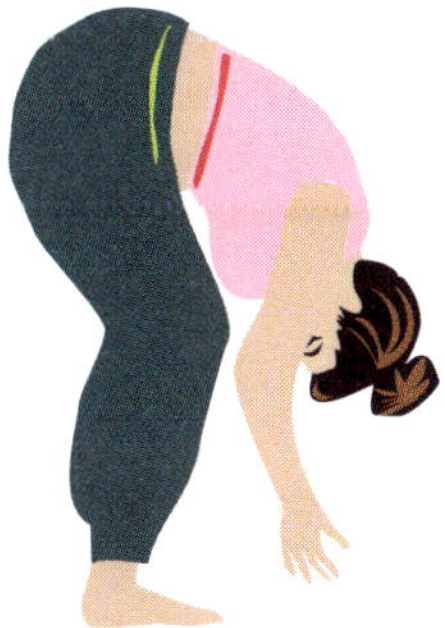

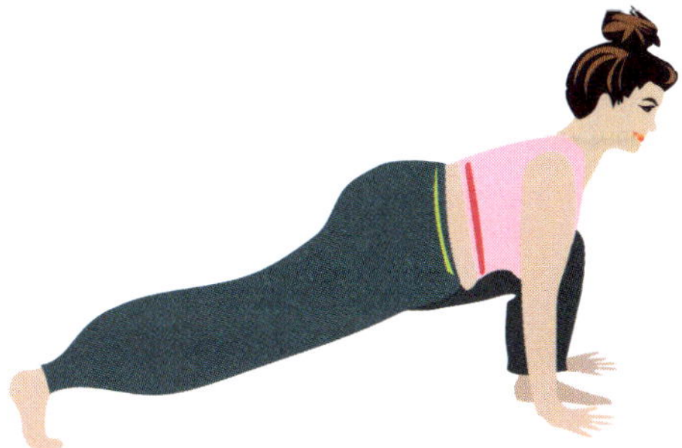

3 Atme aus und bring deine Arme über die Vorbeuge Richtung Boden. Wenn du gerade deine ersten Durchgänge des Sonnengrußes praktizierst, nimm gern noch einen Atemzug. Später wird dir der pausenlose Übergang zwischen den Sequenzen in einem Fluss (Flow) inklusive korrekter Atmung leichter fallen. Platziere deine gespreizten Hände neben oder kurz vor deinen Füßen auf dem Boden. Du kannst hierfür die Knie beugen.

4 Atme ein und stell deinen rechten Fuß weit nach hinten. Dabei beugst du dein linkes Knie. Dein Gesicht schaut nach vorne. Spüre die Dehnung an den Oberschenkelinnenseiten.

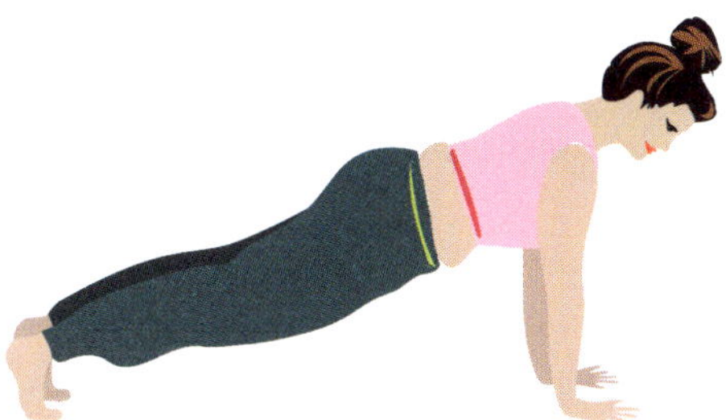

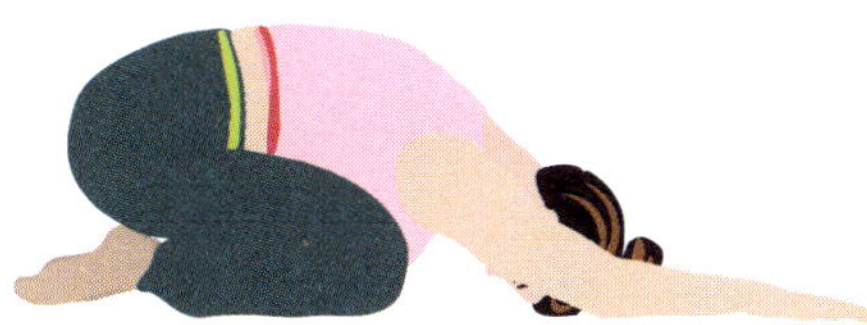

5 Zieh mit der Ausatmung auch dein linkes Bein nach hinten, die Ballen geben dir auf der Matte Festigkeit. Halte kurz die Position Brett, der Rücken ist gestreckt, deine Bauchmuskulatur angespannt.

6 Lass nun deine Knie auf den Boden sinken, atme ein und komm mit der Ausatmung in die Position des Kindes. Deine Arme sind weit nach vorn gestreckt. Auch hier ist ein guter Zeitpunkt, eine kurze Atempause einzuplanen.

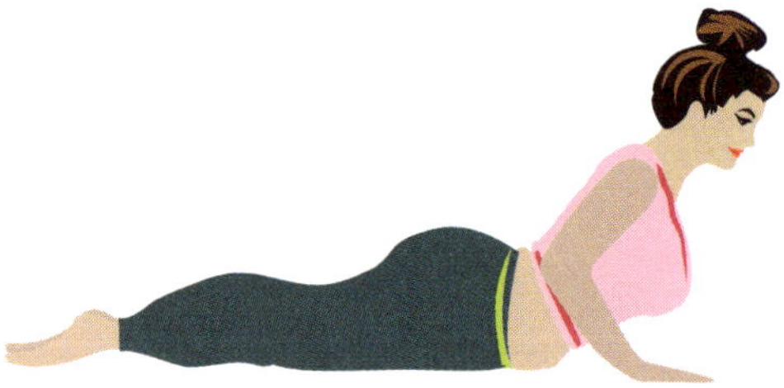

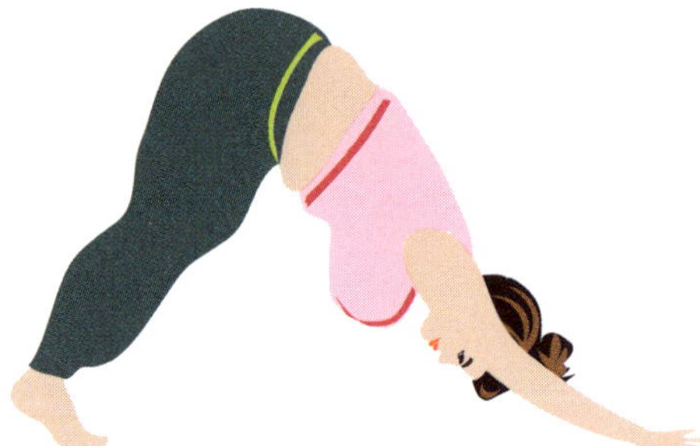

7 Mit der nächsten Einatmung schieb deinen Oberkörper nach vorne und komm in die Kobra. Deine Hände sollten dabei immer auf derselben Stelle bleiben.

8 Mit der Ausatmung schieb dein Becken in die Höhe und komm in die Stellung des Herabschauenden Hundes. Nimm einen Atemzug und lobe deinen Körper gedanklich.

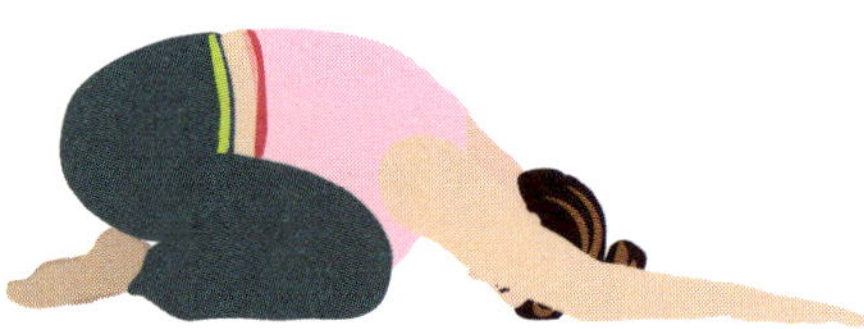

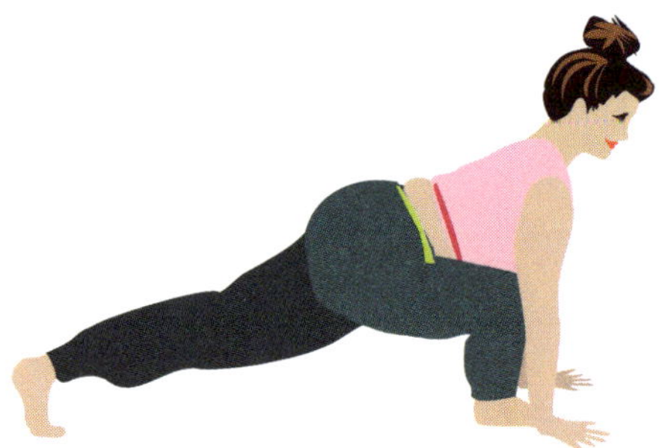

9 Mit dem nächsten Ausatmen lass deine Knie auf die Matte sinken und komm noch einmal in das Kind.

10 Atme ein und stell den rechten Fuß vor dich auf. Die Hände bleiben auf dem Boden, der linke Fuß stützt sich mit den Zehenspitzen auf der Matte am ausgestreckten Bein ab. Dein Blick ist nach vorne gerichtet, der Nacken bleibt lang.

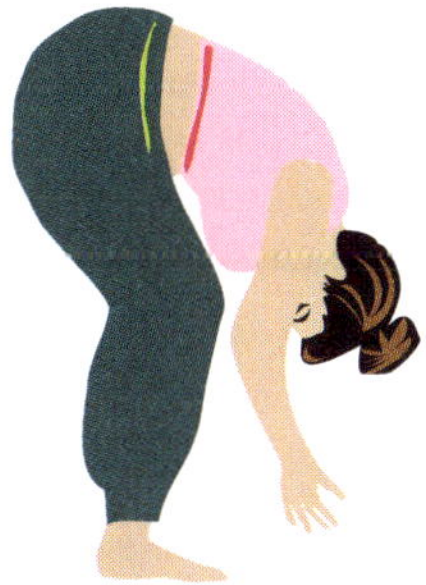

11 Zieh den linken Fuß auch nach vorne, du kannst dich dafür anfangs mit den Händen auf deinem rechten Oberschenkel abstützen. Mit regelmäßigem Training wird dir diese Bewegung sogar ohne Unterstützung gelingen. Lass deinen Körper beim Ausatmen in der Vorbeuge hängen. Komm dann beim Einatmen ganz langsam, Wirbel für Wirbel, wieder in den Stand. Fühle die Weite, die Leichtigkeit in deinem Körper.

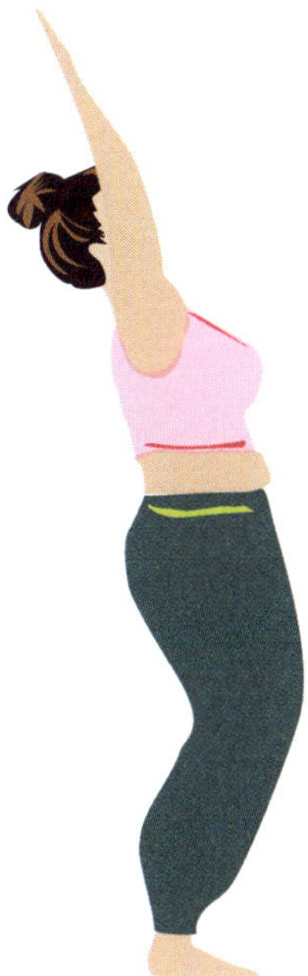

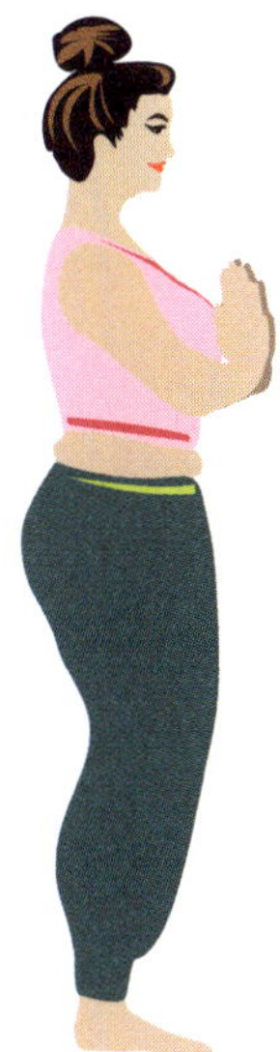

12 Atme ein und streck deine Arme in Richtung Himmel, dein Blick folgt deinen Händen.

13 Atme aus und bring deine Hände in die Gebetshaltung. Leg dafür deine Handflächen aneinander auf Höhe deines Herzens. Wenn du willst, kannst du sie danach zur Stirn führen und so Gefühl und Verstand verbinden.

Beende den Sonnengruß, indem du bewusst einige Atemzüge genießt, lass deinen Körper zur Ruhe kommen und wiederhole die Punkte eins bis zwölf, schließe nach allen Wiederholungen mit dem letzten Punkt.

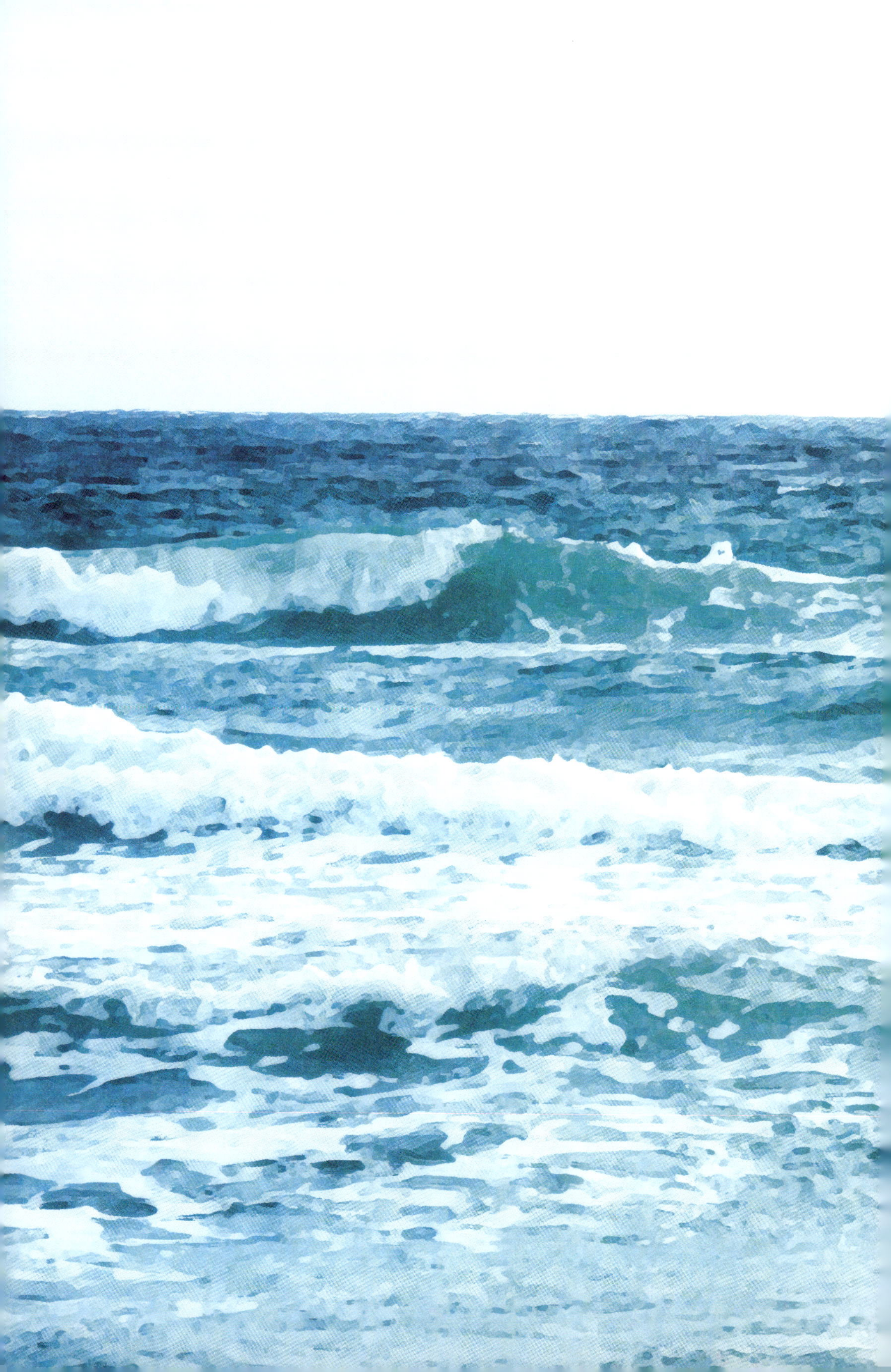

Yoga ist das zur Ruhe bringen
der Bewegung der inneren Welt.

Patanjali

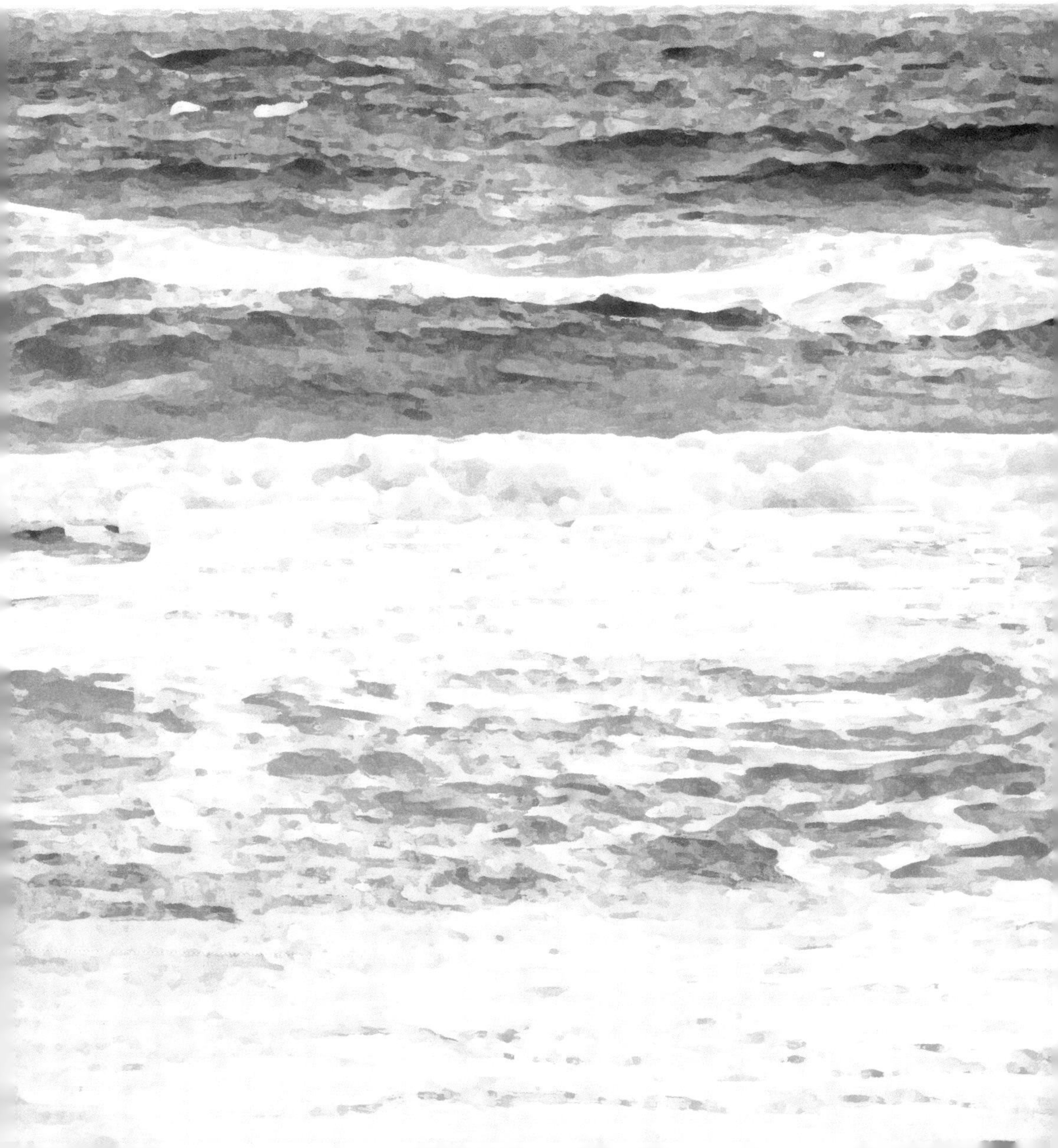

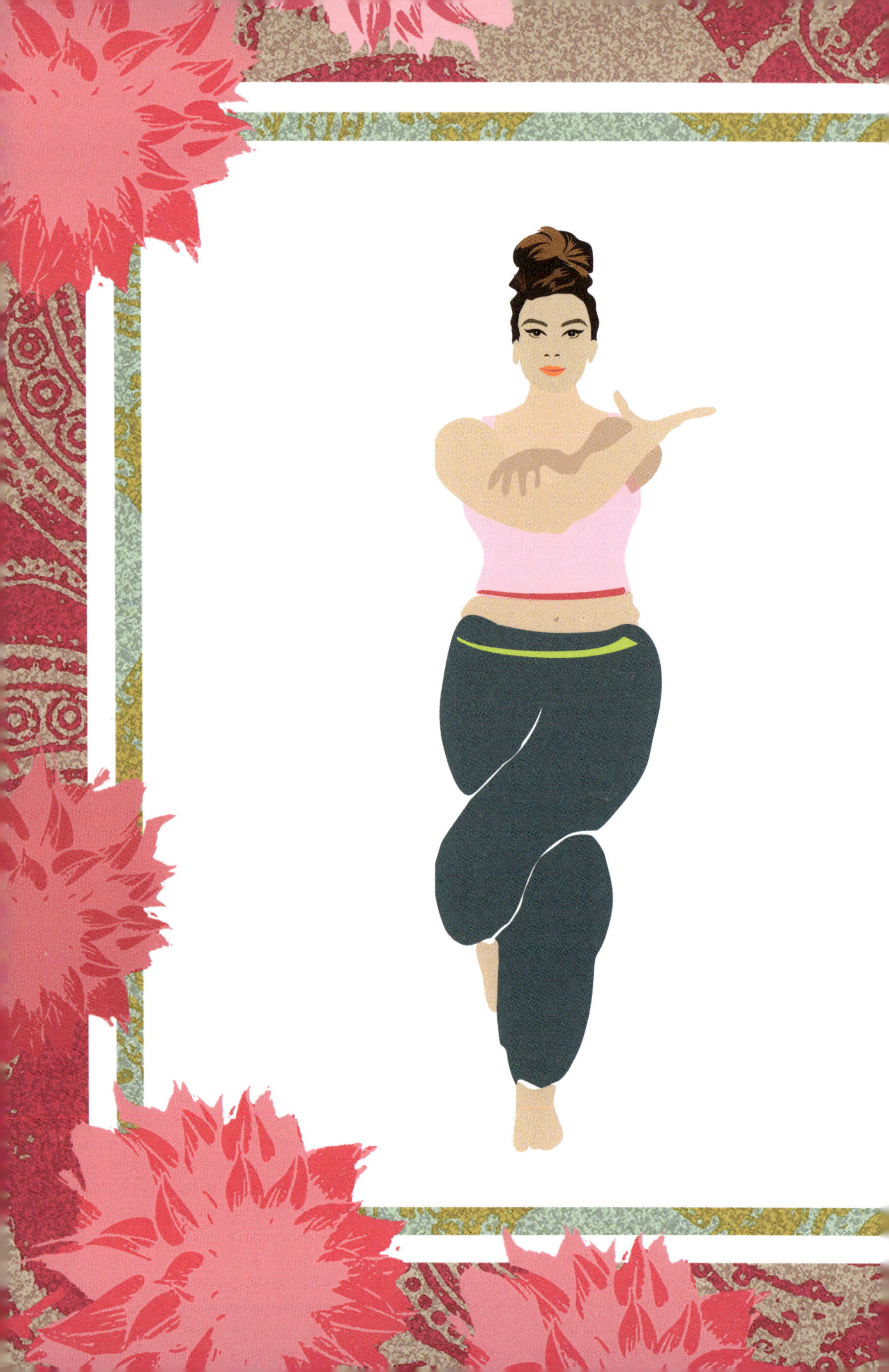

Selbstvertrauen stärken

Meine Stärke spüren, meine Grenzen austesten – als mutige Heldin mich körperlich wie geistig stärken.

Stuhl

Bauch, Beine, Po: Das gilt für diese Übung. Gleichzeitig wird jedoch auch der Rücken gestärkt, was zu einem sonnigen Körpergefühl viel mehr beiträgt als die Kleidergröße XXS.

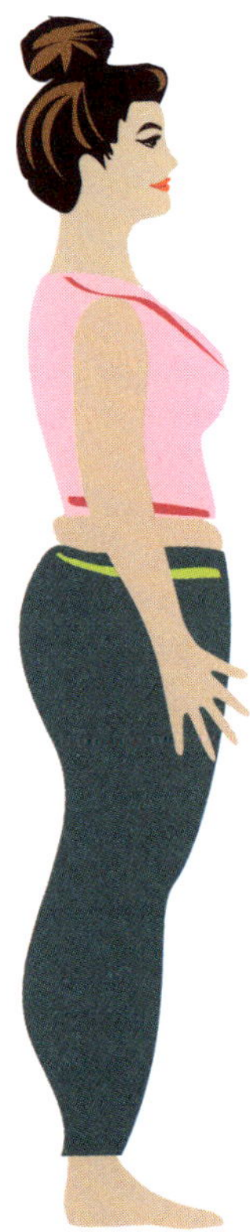

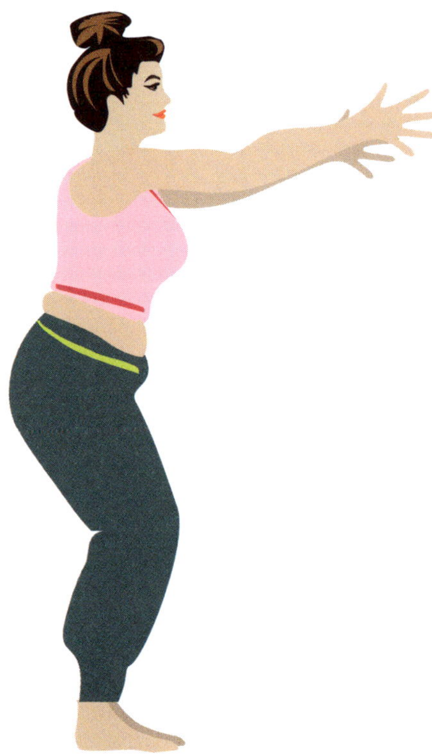

1 Ausgangsposition ist der entspannte Stand. Deine Füße auf der Yoga-Matte sind geschlossen, die großen Zehen berühren sich. Deine Wirbelsäule ist aufgerichtet, die Schultern zeigen entspannt nach unten und hinten. Atme langsam tief durch.

2 Geh jetzt leicht in die Hocke. Beuge dafür deine Knie leicht nach vorne (hier liegt ein wichtiger Unterschied zur klassischen Kniebeuge), dein Becken ist leicht nach hinten gekippt. Streck jetzt deine Arme am Kinn entlang nach vorne. Die Schultern bleiben unten. Und deine Füße, vor allem deine Fersen, stehen dabei fest auf dem Boden.

> Bei Knieproblemen oder Schmerzen im unteren Rückenbereich ist der Stuhl nicht zu empfehlen. Auch während der Menstruation solltest du diese Übung nicht ausführen, da sie den Beckenboden aktiviert.

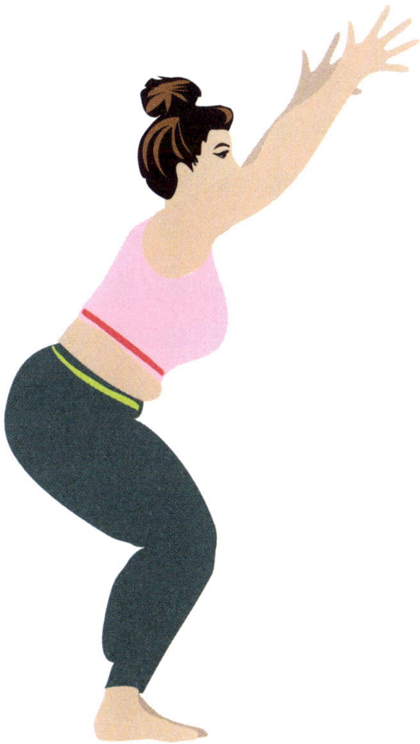

3 Ziel ist es, noch etwas tiefer zu gehen. Deine Hände bilden die Verlängerung zu deinem geraden Rücken. Die Handflächen zeigen zueinander. Versuch, deine Bauchmuskeln anzuspannen. Dein Blick zeigt nach vorne. Stell dir vor, du sitzt auf einem Stuhl. Atme ein paar Atemzüge.

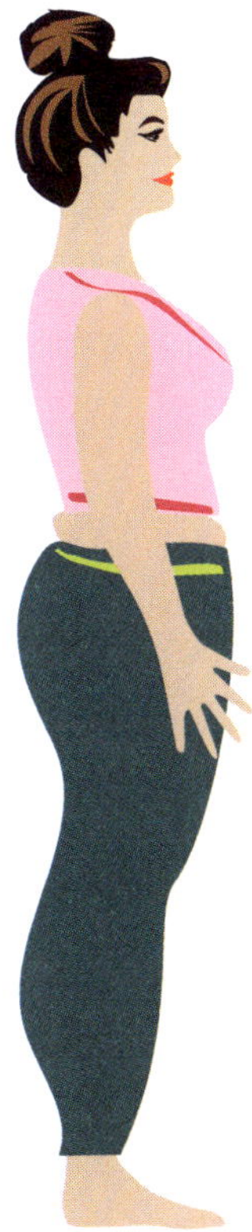

Beende langsam die Übung, indem du dich bei geradem Rücken mit der Kraft deiner Oberschenkel wieder aufrichtest.

Heldin 1

Dies ist eine tief geerdete Übung, die dir Kraft und Stabilität gibt, und zwar nicht nur körperlich. Heldinnen stellen sich Herausforderungen. Überwinde auch du dich und wachse über dich hinaus. Die Asana dehnt deine Schultern und deinen Nacken, aktiviert die Bauch- und Rückenmuskulatur. Sie weitet deinen Brustkorb. Deine Beine unterstützen dich dabei.

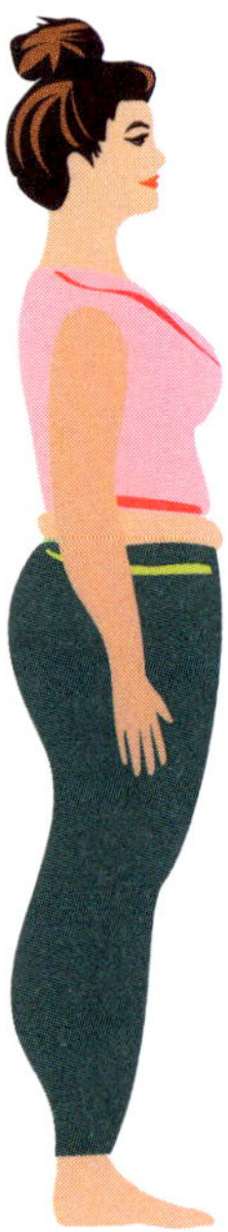

1 Ausgangsposition ist der entspannte Stand. Deine Füße stehen hüftbreit und parallel auf der Matte. Deine Knie sind ganz leicht gebeugt. Deine Arme hängen locker seitlich. Die Wirbelsäule ist gerade. Atme langsam tief durch.

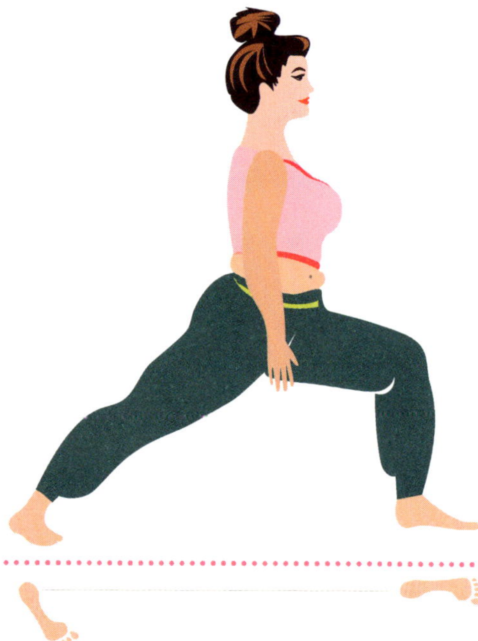

2 Mach mit dem rechten Bein einen Ausfallschritt nach hinten. Der linke Fuß bleibt in seiner Position stehen, der rechte Fuß dreht sich leicht nach außen, das rechte Bein ist gestreckt. Die Ferse des rechten Fußes befindet sich in einer Linie mit dem vorderen Fuß. Das Knie des linken Beines ist senkrecht über dem linken Fuß. Deine Beckenknochen und auch dein Oberkörper sind nach vorne gerichtet. Finde einen sicheren, aber auch dehnungsfördernden Stand. Spüre, wie kraftvoll du verankert bist. Atme bewusst ein und aus.

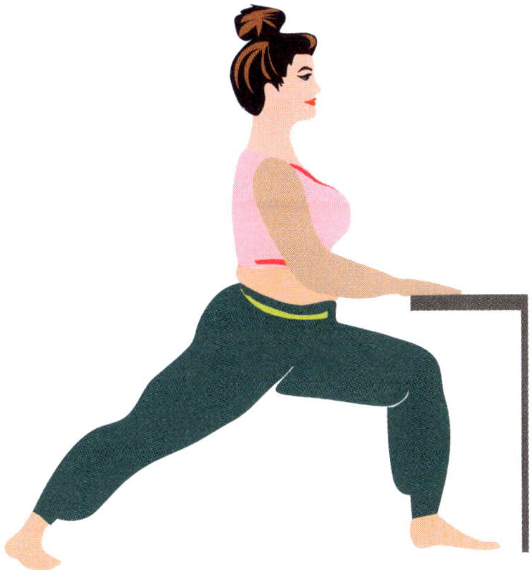

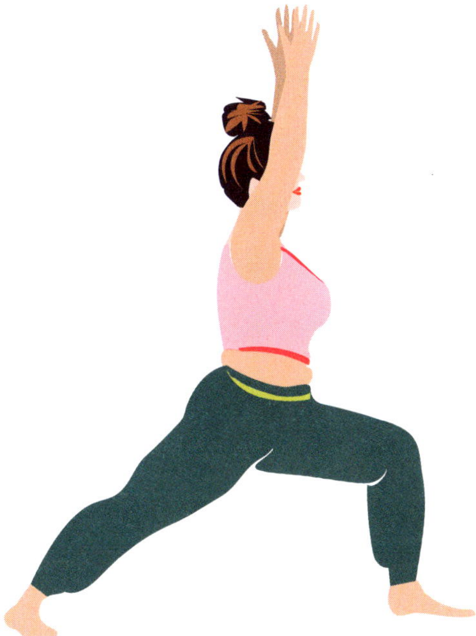

! Diese Übung fordert sowohl Kraft als auch Gleichgewichtssinn. Wenn sie dir anfangs zu wackelig erscheint, übe einfach mit Hilfe eines Tisches: Anstatt die Hände in die Höhe zu strecken, legst du sie auf der vorderen Tischfläche ab. Die Hände sollten dabei aber nur locker aufliegen, versuche auch hier, deine Balance allein durch die Kraft deiner Beine zu finden.

Wenn du unter Knieschmerzen, hohem Blutdruck oder Herzerkrankungen leidest, solltest du diese Übung nicht oder nur nach Rücksprache mit deinem Arzt ausführen.

3 Nachdem du auch deine innere Stabilität gefunden hast, führe deine Arme senkrecht an den Ohren entlang nach oben, deine Handflächen zeigen zueinander, die Hände sind gestreckt. Lass die Schultern unten. Dein Blick geht mutig und kraftvoll geradeaus. Nimm einige tiefe Atemzüge.

4 Wiederhole diese Übung auch auf der anderen Seite und fühle die Kraft.

Heldin II

Heldin II ist eine aktive Standhaltung, bei der die Oberschenkelmuskulatur sowie die Flexibilität in Hüften und Leisten gestärkt werden. Bei dieser Übung öffnest du deine Schultern, deinen Brustkorb und den oberen Rücken. Auch diese Übung fördert dein Gleichgewicht, bringt dir Stärke. Auch hier darfst du dich als stolze, aufrechte Kriegerin fühlen.

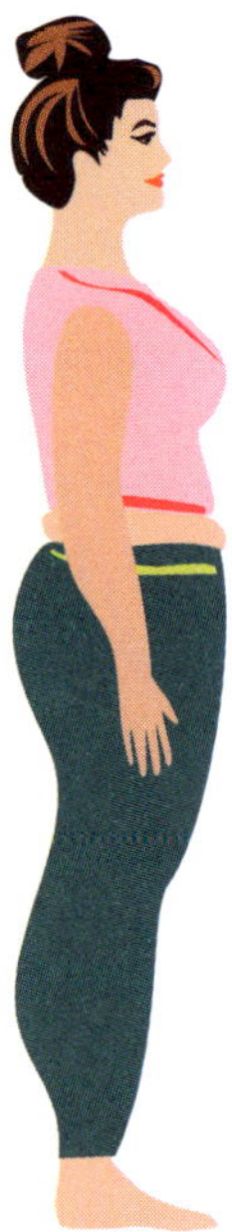

1 Ausgangsposition ist der entspannte Stand. Deine Füße stehen hüftbreit und parallel auf der Matte. Deine Knie sind ganz leicht gebeugt. Deine Arme hängen locker seitlich. Die Wirbelsäule ist gerade. Atme langsam tief durch.

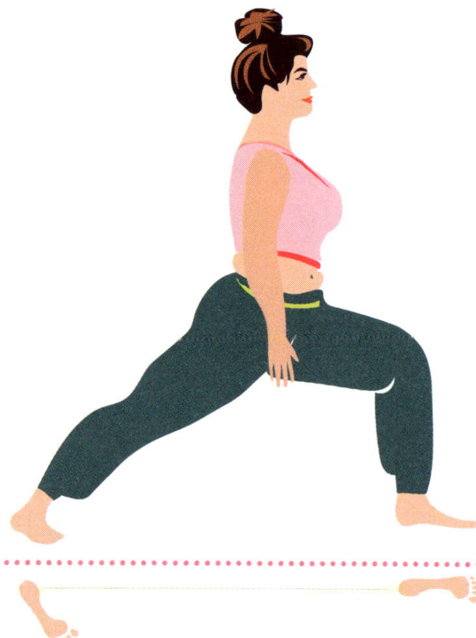

2 Mach mit dem rechten Bein einen großen Ausfallschritt nach hinten. Der linke Fuß bleibt in seiner Position stehen, der rechte Fuß dreht sich etwas nach außen, das rechte Bein ist gestreckt. Die Ferse des rechten Fußes befindet sich in einer Linie mit dem vorderen Fuß. Das Knie des linken Beines befindet sich senkrecht über dem linken Fuß. Bei dieser Übung ist die Hüfte zur Seite geöffnet. Schenk dir ein inneres Lächeln.

Führe diese Übung bei Bluthochdruck erst nach Rücksprache mit deinem Arzt aus.

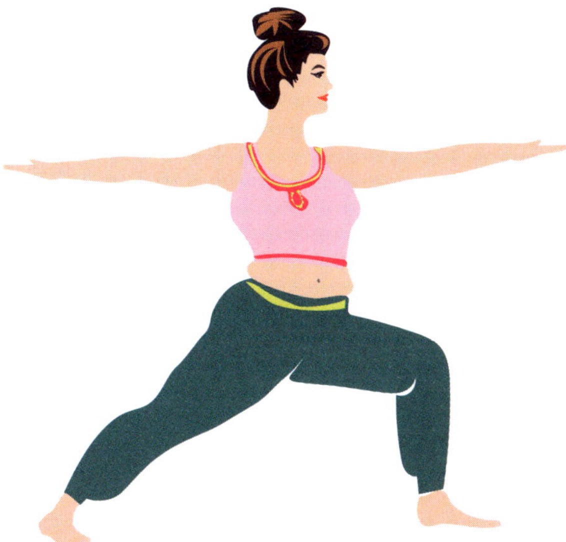

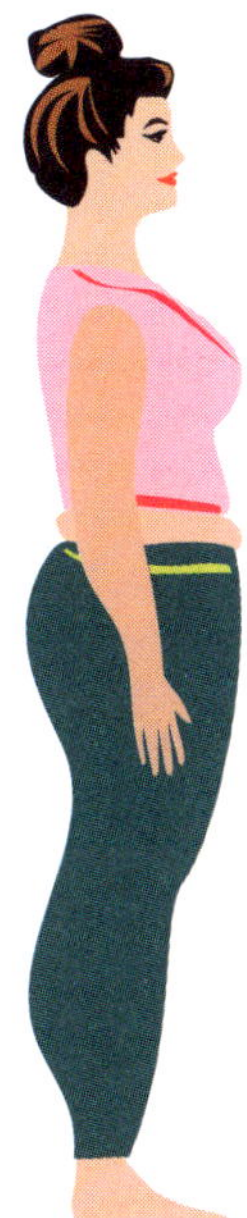

3 Streck deine Arme jetzt nach vorne und hinten, sie befinden sich ausgetreckt parallel zur Matte. Die Schultern bleiben entspannt unten, deine Handflächen zeigen nach unten. Blick nach vorne zu deiner linken Hand. Spüre die Dehnung in deinen Leisten und Oberschenkeln. Achte auf eine gleichmäßige Atmung.

Beende die Übung, indem du dich mit dem hinteren Bein leicht abstößt und komm in die Standhaltung. Nimm einige Atemzüge. Wiederhole diese Yoga-Übung auch mit der anderen Seite.

Halbmond

Aufgrund ihrer stehenden und gestreckten Haltung fördert diese Übung deine Rumpfmuskulatur und damit deine Anmut. Geh die einzelnen Schritte lieber langsam, dafür sicher und stark durch. Der Halbmond stärkt deine Wirbelsäule, deine Hüfte, Knie und Beine. Dein Kopf wird frei.

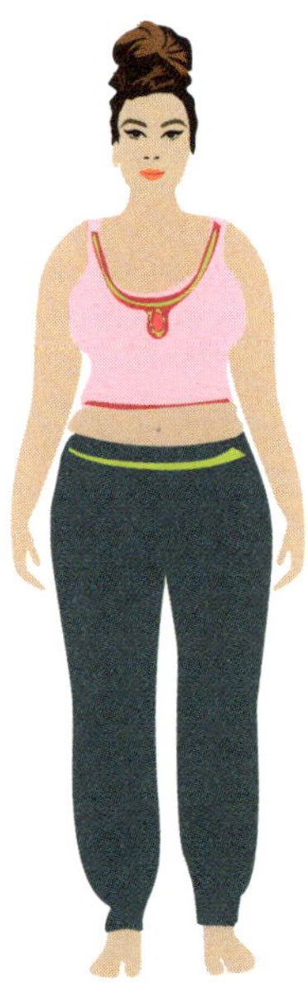

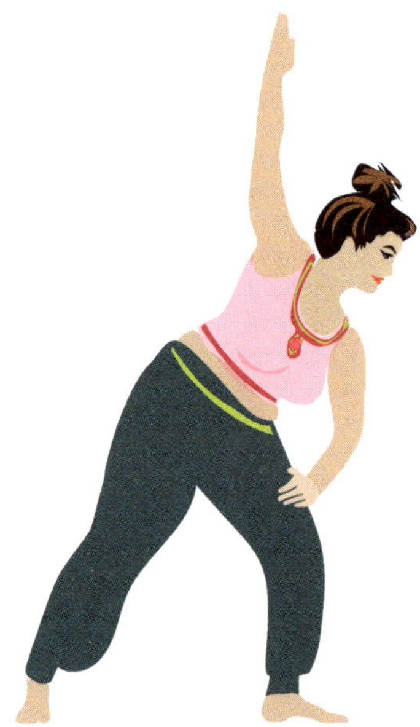

1 Ausgangsposition ist der entspannte Stand. Deine Füße stehen hüftbreit und parallel auf der Matte. Deine Knie sind ganz leicht gebeugt. Deine Arme hängen locker seitlich. Die Wirbelsäule ist gerade. Atme langsam tief durch.

2 Setz dein linkes Bein nach links in einem Halbschritt, der linke Fuß steht im 90°-Winkel gedreht auf der Matte. Leg deine linke Hand auf deinen Oberschenkel, deine rechte Hand zeigt am senkrecht ausgestreckten Arm nach oben. Spüre in deine Standfestigkeit hinein.

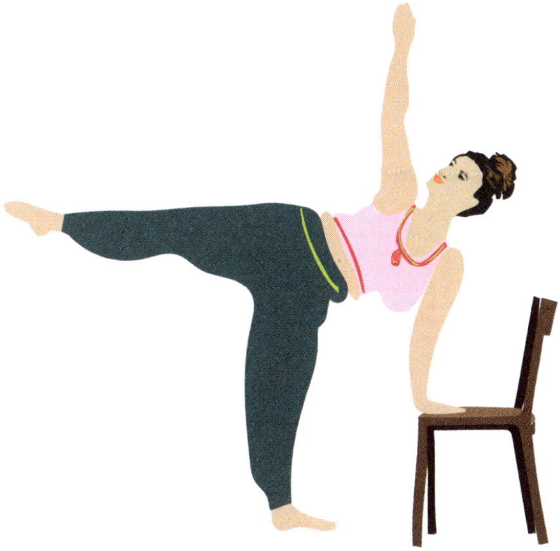

! Du kannst diese Übung sehr gut mit dem Rücken zu einer Wand gewendet üben. Das hilft dir anfangs, die Balance zu halten. Stütz dich alternativ auf einem Stuhl ab, wenn du das Bein hebst.

Besonders bei Hüftproblemen, Osteoporose und Bluthochdruck solltest du bei dieser Übung zunächst deinen Arzt fragen.

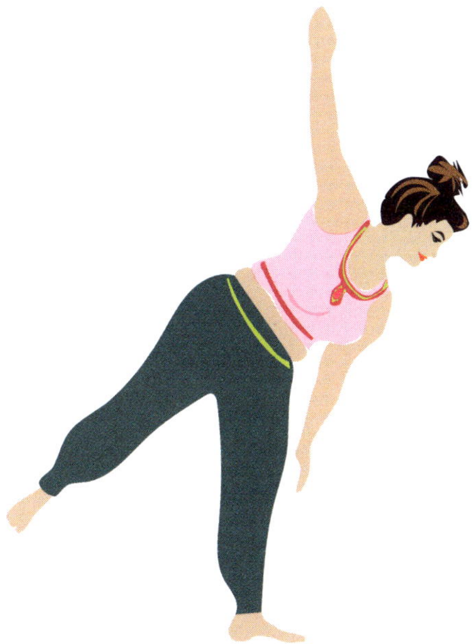

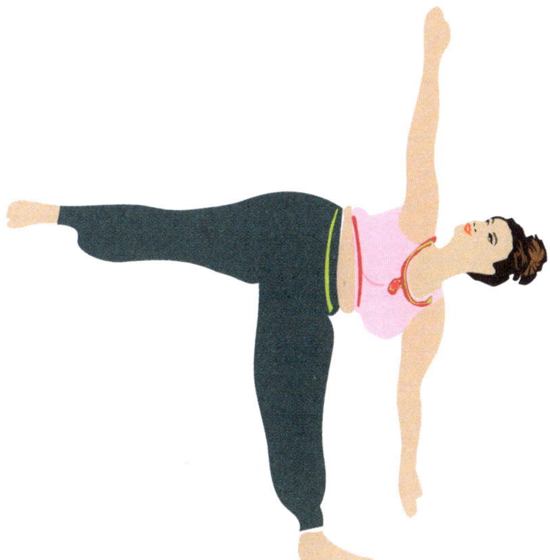

3 Atme aus und kippe deinen Oberkörper in Richtung Boden. Dein rechtes Bein geht jetzt nach oben, deine linke Hand bleibt immer noch nach oben gestreckt.

4 Versuche, dein rechtes Bein soweit zu heben, bis es parallel zum Boden ist. Deine Arme bilden jetzt eine vertikale Linie, stütz deine linke Hand gerne auch auf einem Block ab, dein Blick geht nach oben oder geradeaus. Atme einige Atemzüge ein und aus.

Beende die Übung und spüre ihrer Wirkung nach. Wiederhole die Übung auch auf der anderen Seite.

Adler

Als Anfänger hebt man mit dem Adler nicht ab, sondern hat eher das Gefühl, man fällt um. Doch es lohnt sich, diese Übung hoch konzentriert anzugehen. Das Zusammendrücken der Arme und Beine verbessert dein Kreislaufsystem und wirkt Krampfadern entgegen. Der König der Vögel steht für Kraft, Leichtigkeit und Willenskraft.

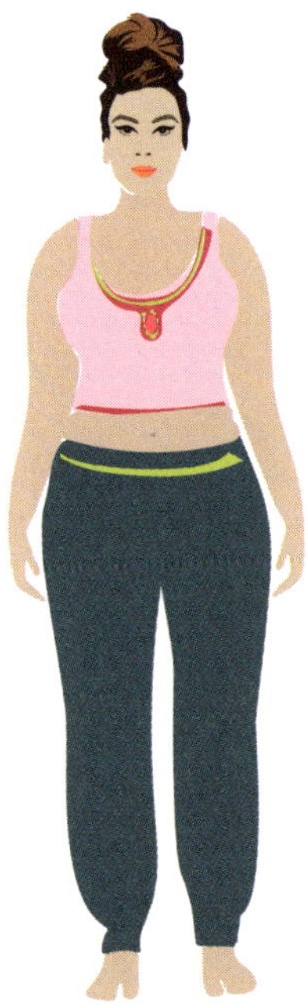

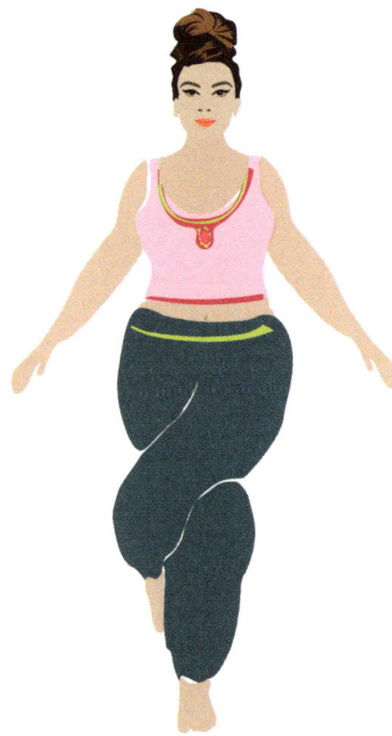

1 Ausgangsposition ist der entspannte Stand. Deine Füße stehen hüftbreit und parallel auf der Matte. Deine Knie sind leicht gebeugt. Deine Arme hängen locker seitlich. Die Wirbelsäule ist gerade. Atme langsam tief durch. Ein kleines Lächeln ist in deinem Gesicht.

2 Heb dein linkes Knie etwas an und schlinge, soweit es dir möglich ist, dein linkes Bein um dein rechtes Bein so, dass deine Oberschenkel aufeinanderliegen. Du stehst nun auf einem Bein, dein rechter Fuß trägt dich kraftvoll. Finde dein Gleichgewicht. Halte die Wirbelsäule durchgängig gerade. Versuche nicht zu verkrampfen, auch wenn es schwerfällt.

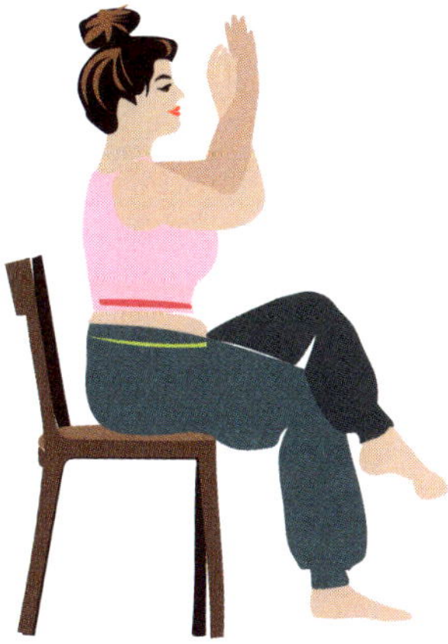

! Je tiefer du in die Knie gehst, desto anstrengender wird der Adler. Anfangs kannst du gern auch auf einem Stuhl üben und dich so der Übung nähern. Hier solltest du die Oberschenkel fest zusammenpressen.

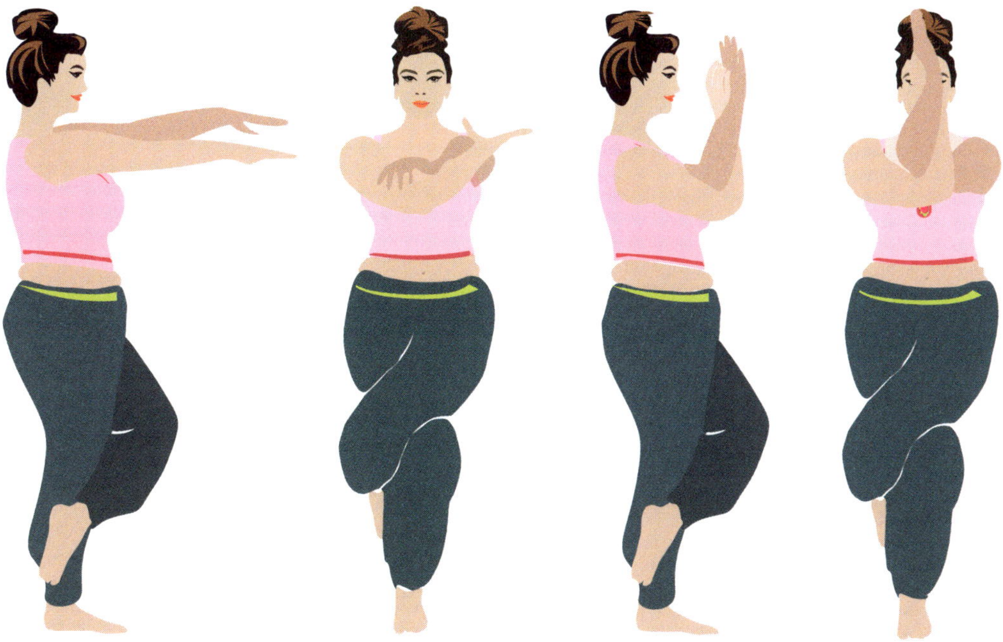

3 Streck deine Arme seitlich auf Brusthöhe aus und kreuze beide gestreckt vor dir.

Zieh deine Unterarme zu dir hin. Deine Ellbogen winkelst du dazu im 90°-Winkel an. Dreh deine Hände so, dass sich die Handflächen berühren. Die Oberarme sind im rechten Winkel zum Oberkörper, du könntest durch sie hindurch die Matte sehen. Fixiere aber lieber einen Punkt auf Augenhöhe, das hilft beim Balancieren. Nimm mehrere Atemzüge und genieße deine Konzentration.

Beende die Übung und wiederhole sie mit der anderen Seite.

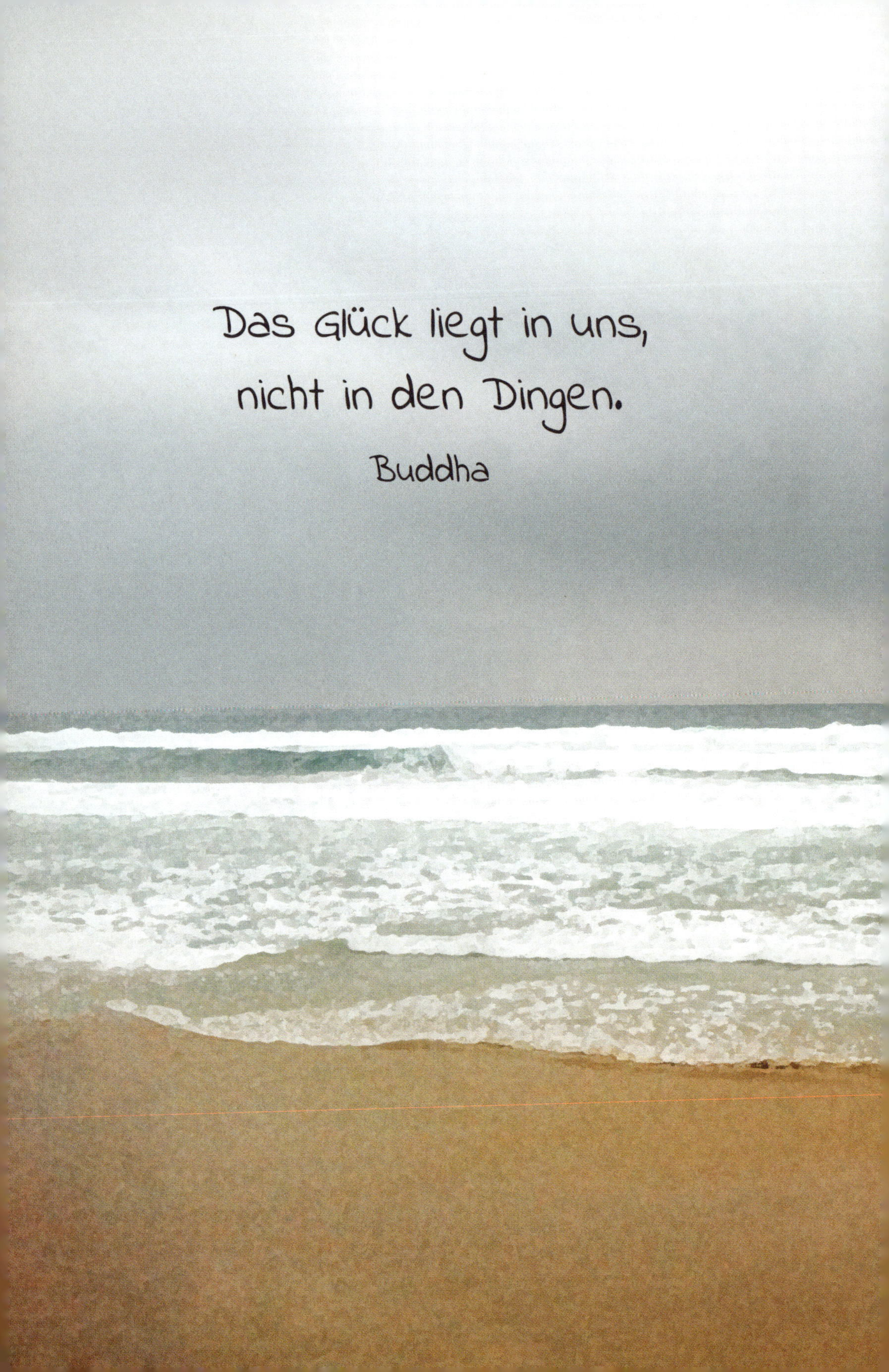

Das Glück liegt in uns,
nicht in den Dingen.

Buddha

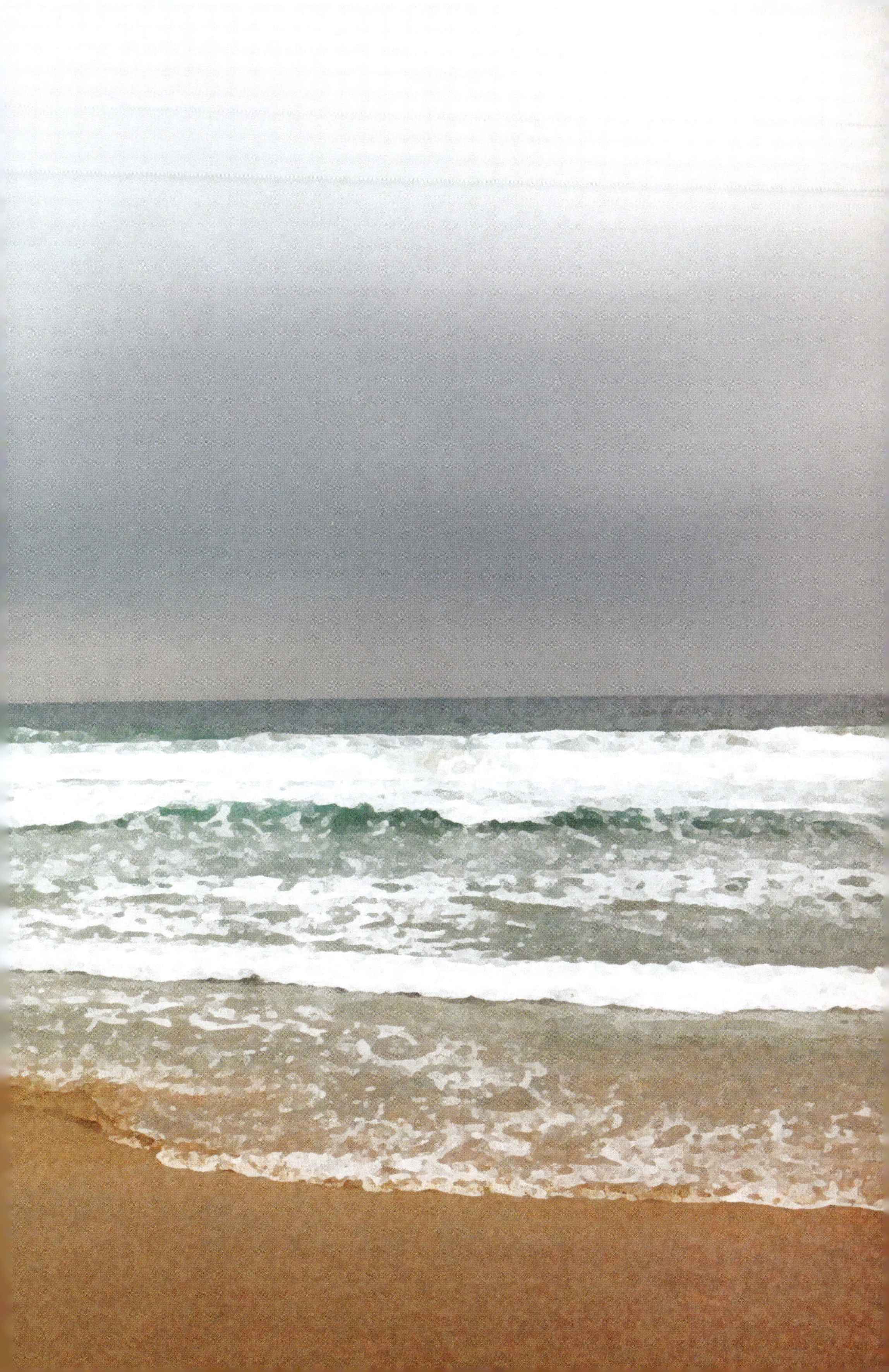

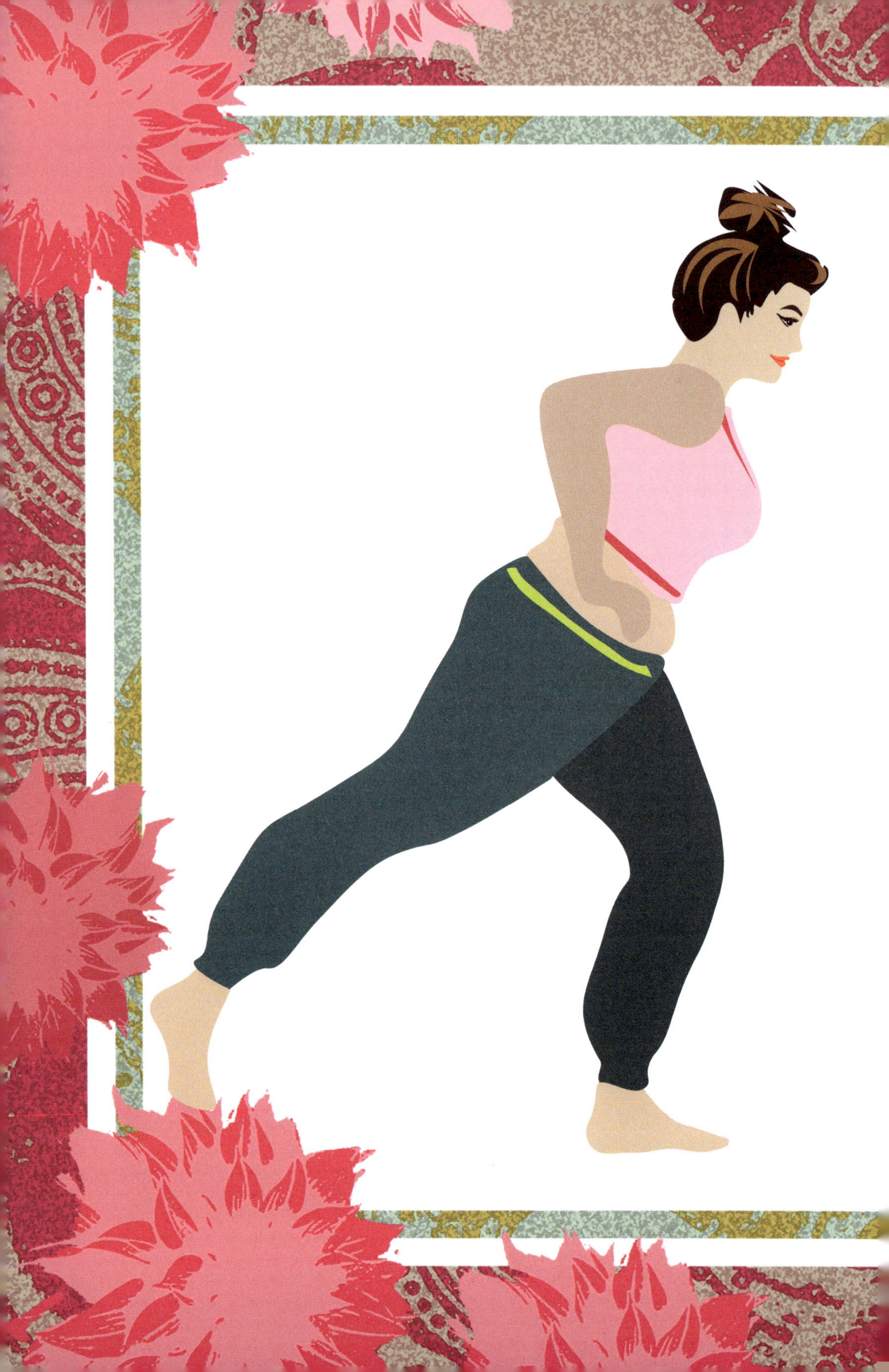

Gleichgewicht

Gleichgewicht schaffen durch Konzentration. Körper, Geist und Seele in Balance bringen und mit einem Lächeln zur inneren Gelassenheit gelangen.

Diagonale Katze

Die diagonale Katze stärkt deine Rückenmuskulatur. Diese Übung ist bei Rückenschmerzen gut auszuüben, da die diagonale Muskelbeanspruchung die Wirbelsäule entlastet. Außerdem unterstützt sie dich, dein Gleichgewicht zu halten.

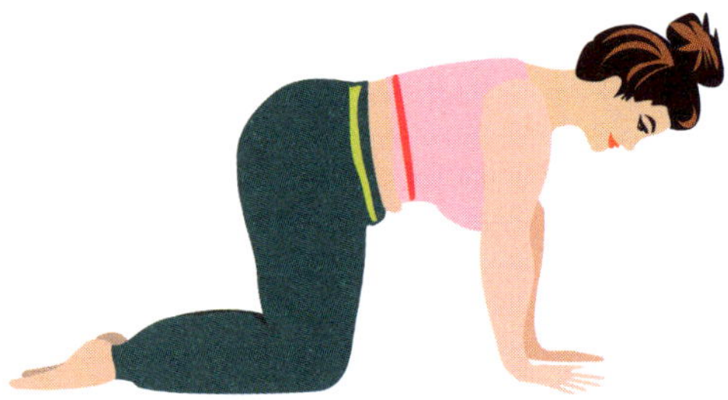

1 Ausgangsposition ist der Vierfüßlerstand. Deine Hände sind unter deinen Schultern, deine Knie sind senkrecht unter deinen Hüften. Der Spann liegt auf der Yoga-Matte flach auf. Deine Finger sind auf der Matte breit gefächert. Der Zeigefinger sollte komplett auf der Matte aufliegen, denn so wird das Handgelenk am wenigsten belastet. Bei Knieproblemen kannst du gerne eine weiche Decke unter deine Knie legen.

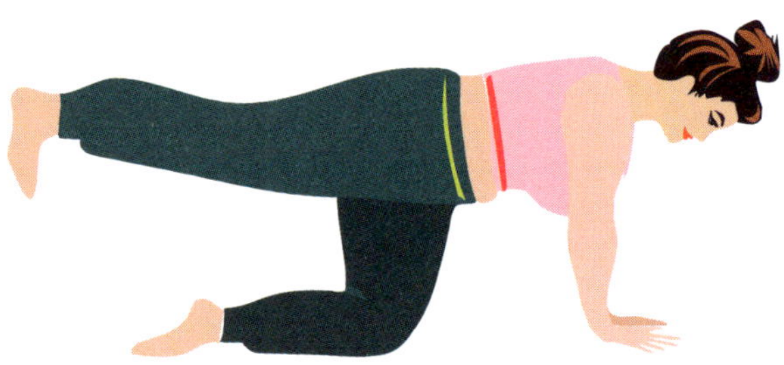

2 Hebe nun das rechte Bein und streck es in Verlängerung deines Rückens gerade nach hinten aus. Der Fuß ist leicht Richtung Kopf angezogen und die Zehenspitzen zeigen nach unten. Achte darauf, dass dein Becken nicht zur Seite kippt. Dein Blick richtet sich auf die Yoga-Matte, der Nacken ist eine Verlängerung der Wirbelsäule. Atme hier ruhig ein und aus.

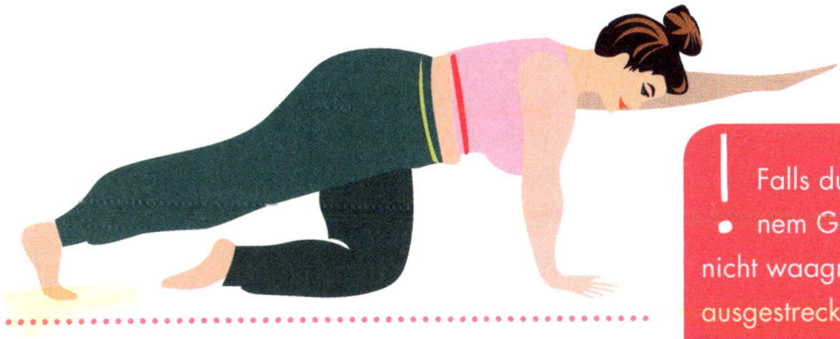

! Falls du noch Schwierigkeiten mit deinem Gleichgewicht hast, heb dein Bein nicht waagrecht in die Luft, sondern lass es ausgestreckt auf dem Boden, Zehenspitzen aufgestellt. Spüre die Dehnung im hinteren Oberschenkelmuskel.

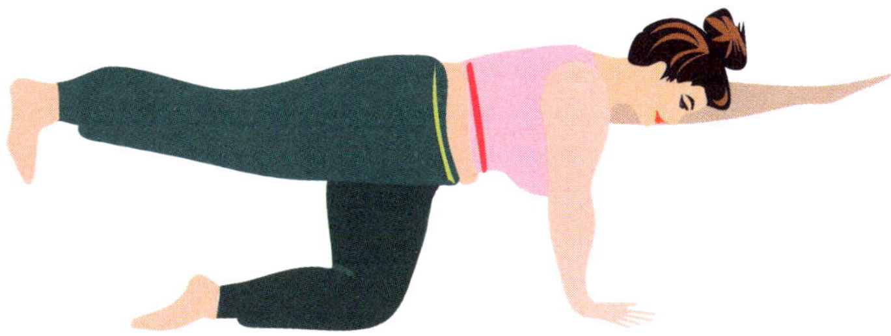

3 Jetzt hebe den linken Arm in Verlängerung deines Rückens. Finde deine Balance. Bein und Arm sind jetzt diagonal gestreckt, zieh dich ganz lang. Atme einige Male ein und aus und halte die Übung. Beende diese Seite und komm in die Stellung des Kindes (siehe Seite 38) zur Entspannung.

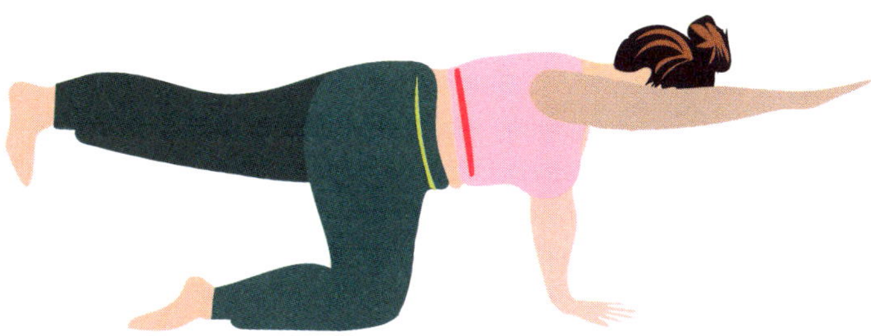

4 Nun führe die Übung diagonal gespiegelt aus. Das heißt, das linke Bein geht nach oben und der rechte Arm nach vorne. Finde auch hier deine Balance und atme ruhig einige Atemzüge ein und aus. Beende die Übung und spüre in deinen Rücken nach.

Baum

Mit dieser Übung stärkst du deine innere und körperliche Balance. Du bist stark und fest verwurzelt, du bist ein Baum. Deine Füße sind eins mit der Erde, deine Beine sind der Stamm und deine Arme sind die Zweige, die Baumkrone. Diese Haltung stabilisiert deinen Körper und harmonisiert deine Seele.

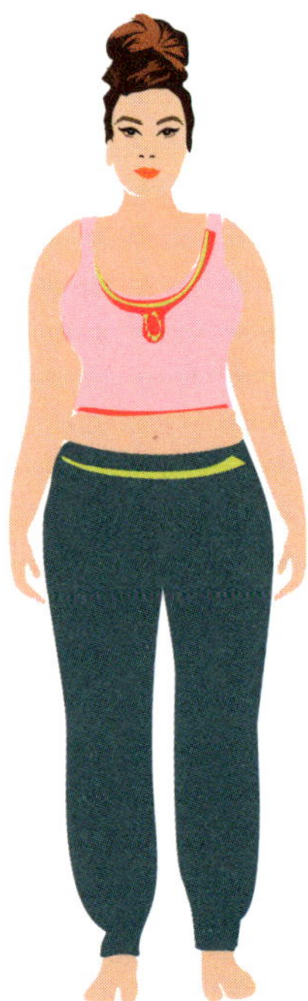

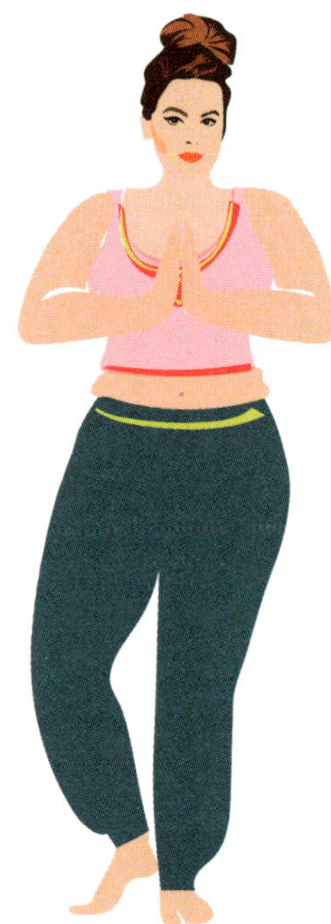

1 Ausgangsposition ist der entspannte Stand. Deine Füße stehen hüftbreit und parallel auf der Matte. Deine Knie sind leicht gebeugt. Deine Arme hängen locker seitlich. Die Wirbelsäule ist gerade. Atme langsam tief durch. Ein kleines Lächeln ist in deinem entspannten Gesicht.

2 Verlagere dein Gewicht auf das linke Bein und setz deine rechte Fußsohle an die Innenseite deiner Wade ab. Mit der Zeit wird es dir gelingen, deinen Fuß etwas oberhalb des Knies zu verankern. Das ist schwierig, bringt aber besseren Stand. Bring jetzt deine Hände in die Gebetshaltung (siehe Seite 77). Spüre deinen starken Stand und finde deine Balance. Atme einige Male ein und aus.

! Diese Übung eignet sich auch für zwischendurch: Stell dich doch einfach mal beim Abwasch wie ein Storch auf ein Bein.

Praktiziere bei hohem Blutdruck diese Übung nicht oder nur nach Rücksprache mit deinem Arzt.

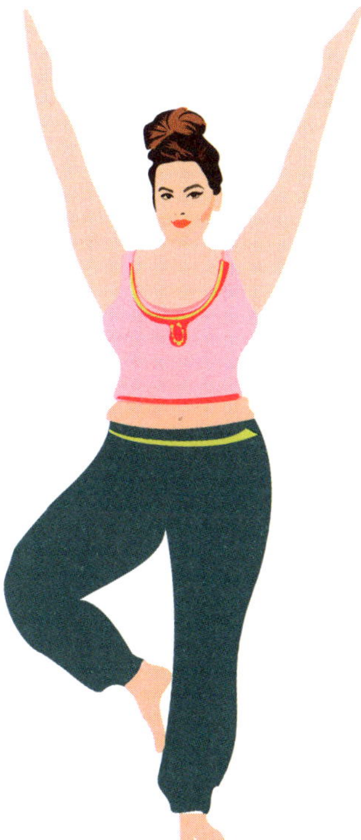

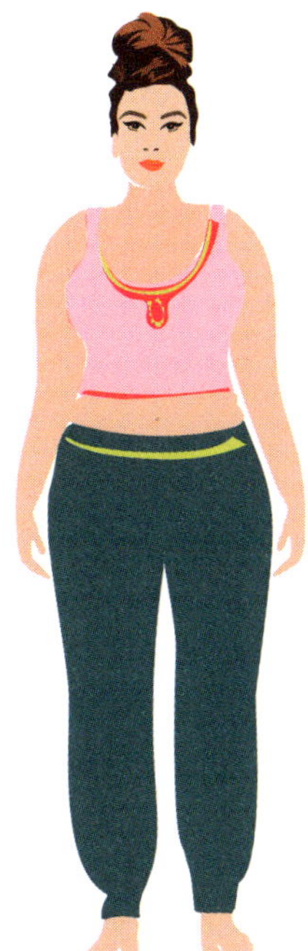

3 Wenn du dich sicher genug im Stand fühlst, streck deine aneinander liegenden Hände zu einer Baumkrone in die Höhe. Alternativ streck deine Arme seitlich gen Himmel. Es ist leichter das Gleichgewicht zu halten, wenn du einen Punkt in Augenhöhe fixierst.

Beende die Übung und lass sie nachwirken.

Dreieck

Diese Standhaltung stärkt deine Fuß- und Beinmuskulatur sowie deine Becken- und Hüftmuskulatur. Gleichzeitig werden deine Flanken gedehnt und dein Verdauungssystem wird stimuliert. Diese Übung harmonisiert deine körperliche wie geistige Ausgeglichenheit.

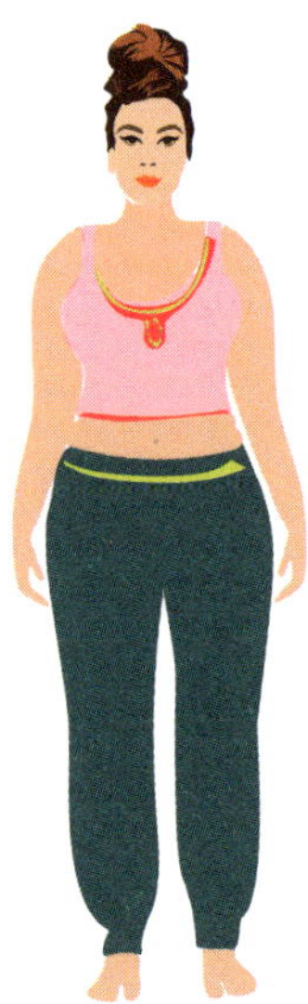

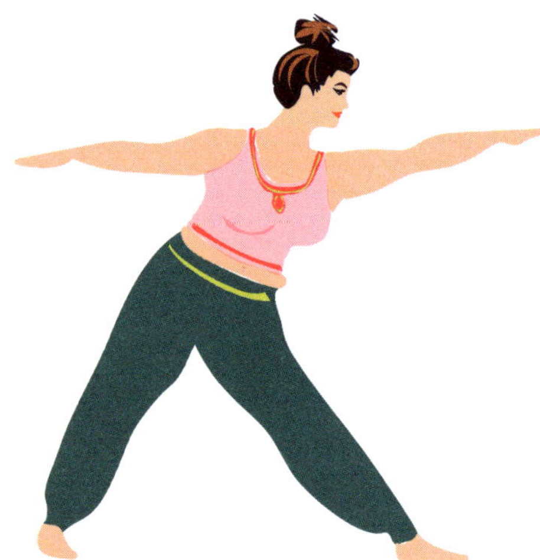

1 Ausgangsposition ist der entspannte Stand (siehe Seite 40). Deine Füße stehen hüftbreit und parallel auf der Matte. Deine Knie sind leicht gebeugt. Deine Arme hängen locker seitlich. Die Wirbelsäule ist gerade. Atme langsam tief durch.

2 Atme ein, wende dich etwas nach links und setz deinen linken Fuß einen großen Schritt nach vorne ab. Dein rechter Fuß bleibt stehen. Beide Beine sind gestreckt, die Füße stehen im 90°-Winkel zueinander. Nun streck deine Arme auf Schulterhöhe parallel zum Boden aus, dabei sollten die Schultern nicht nach oben ziehen. Deine Handflächen zeigen nach unten.

! Stütz dich mit der unteren Hand auf einen Yoga-Block oder einen Stuhl, wenn die seitliche Dehnung anfangs zu intensiv ist. Es sollte sich immer angenehm und nicht angestrengt anfühlen.

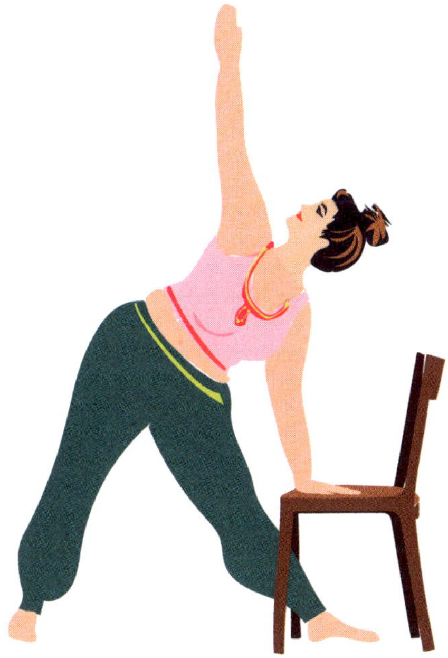

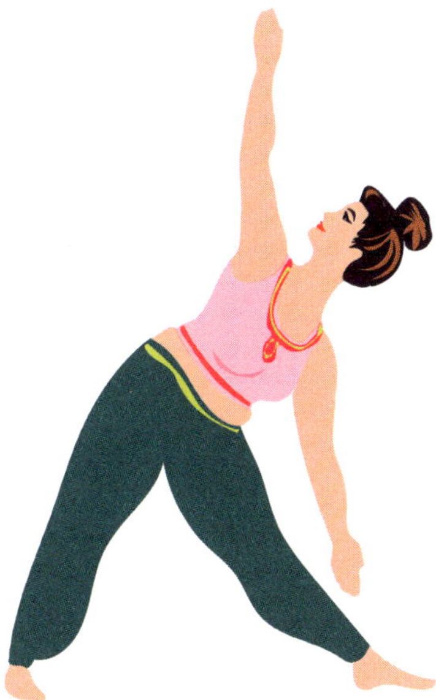

3 Atme aus und beuge dich seitlich nach links unten. Deine linke Hand will dein linkes Bein berühren. Streck deine rechte Hand weit nach oben. Achte darauf, in einer Ebene zu bleiben und nicht mit dem Oberkörper nach vorne zu kippen. Deine Beine bleiben gestreckt, dein Blick geht nach oben zur rechten Hand oder nach unten zum linken Fuß. Bleibe einige Atemzüge lang in dieser Position.

Beende die Übung langsam, indem du zunächst deinen Kopf in Richtung deiner Füße drehst, dann deinen rechten Arm wieder nach unten bringst. Komm sanft nur mit der Kraft der Flanken zurück zum aufrechten Stehen und dann in die Ausganspositon. Wiederhole diese Übung auf der anderen Körperseite.

Heldin III

Diese Standhaltung wird auch Waage genannt. Die Übung verbindet Elemente der Rück- und Vorbeuge. Wieder stärkst du hier durch das Suchen des Gleichgewichts die gesamte Rückseite des Körpers, die gesamten Muskeln des Standbeins und die unteren Bauchmuskeln. Die Heldin III gibt dir Selbstvertrauen und Stärke. Du wirst dein Gleichgewicht auch in schwierigen Lebenssituationen halten können. Sie beruhigt deinen Geist, fördert deine Konzentration.

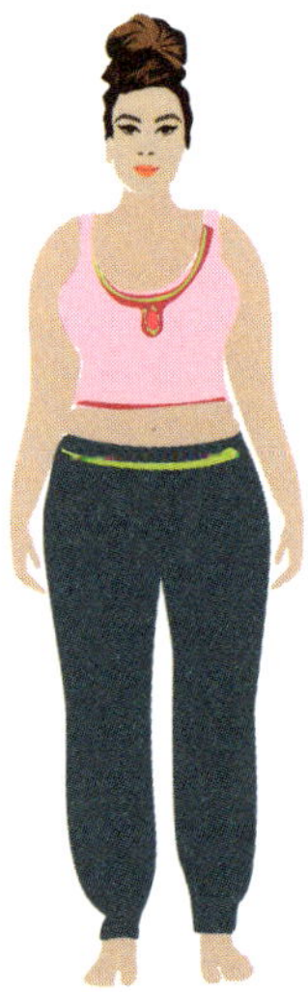

1 Ausgangsposition ist der entspannte Stand. Deine Füße stehen hüftbreit und parallel auf der Matte. Deine Knie sind leicht gebeugt. Deine Arme hängen locker seitlich. Die Wirbelsäule ist gerade. Atme langsam tief durch.

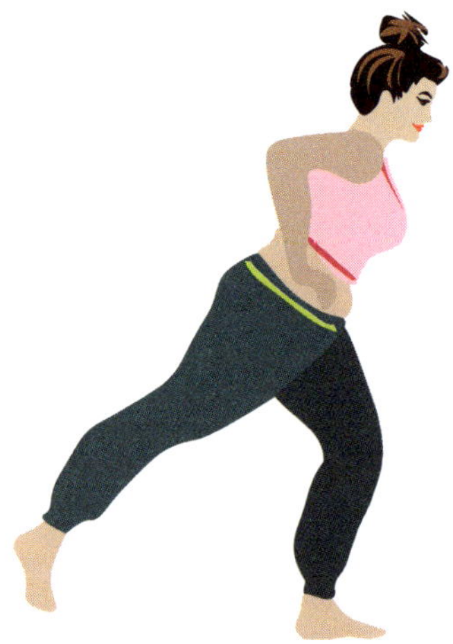

2 Leg deine Hände auf deine Hüften, um dich zu stabilisieren und setz deinen rechten Fuß nach hinten, während dein ganzes Gewicht noch auf deinem linken Fuß ruht. Die Zehen beider Füße zeigen nach vorne. Bring Spannung in deine Körpermitte und spann dafür die Bauch- und Beckenbodenmuskulatur an, damit du besser das Gleichgewicht halten kannst.

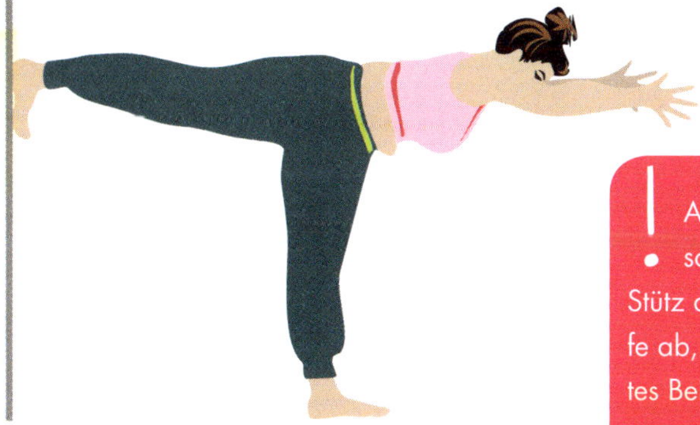

! Anfangs kann die Heldin III eine ganz schön wackelige Angelegenheit sein. Stütz deine Hände auf einer Ablage zur Hilfe ab, oder lehn dein in die Höhe gestrecktes Bein an einer Wand an.

Diese Übung solltest du nicht bei hohem Blutdruck, Herz- oder Rückenbeschwerden im unteren Steißbeinbereich ausführen.

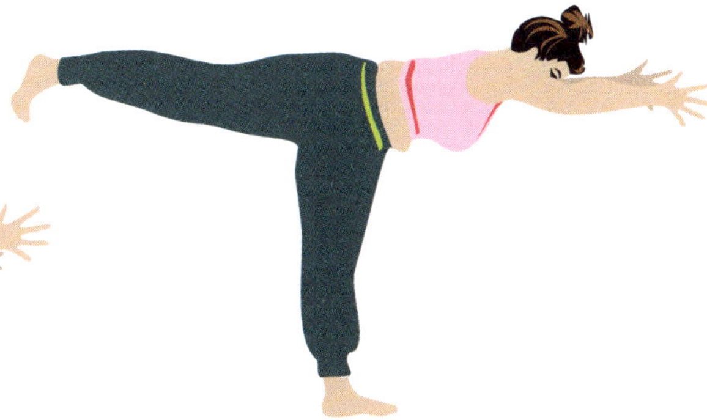

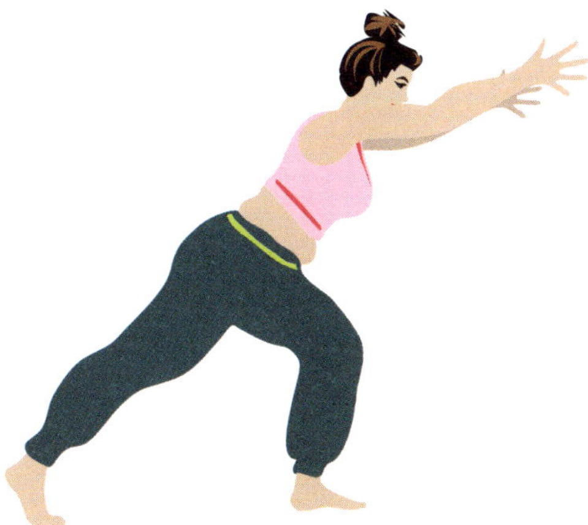

3 Geh jetzt mit deinem Oberkörper nach vorne, streck deine Arme nach oben, sie sind schulterbreit auseinander, Handflächen zeigen nach innen. Dein Blick ist auf den Boden gerichtet, such dir hier einen Fixpunkt.

4 Hebe das rechte Bein, dadurch kippt automatisch der Oberkörper nach vorne. Ziel ist es, dass Bein und Wirbelsäule eine Linie bilden. Dein Standbein ist gestreckt, aber nicht komplett durchgedrückt, um die Knie zu schonen. Deine Hüfte sollte sich durch das Heben des Beins nicht nach oben drehen. Dein Nacken bleibt lang und entspannt. Atme bewusst einige Male ein und aus.

Beende die Übung, indem du das Bein absetzt und aus deiner starken Mitte heraus den Oberkörper wieder aufrichtest. Wiederhole die Yoga-Übung auch auf der anderen Seite.

Lass deinen Geist still werden, wie einen Teich im Wald. Er soll klar werden wie Wasser, das von den Bergen fließt.
Lass trübes Wasser zur Ruhe kommen, dann wird es klar werden, und lass deine schweifenden Gedanken und Wünsche zur Ruhe kommen.

Buddha

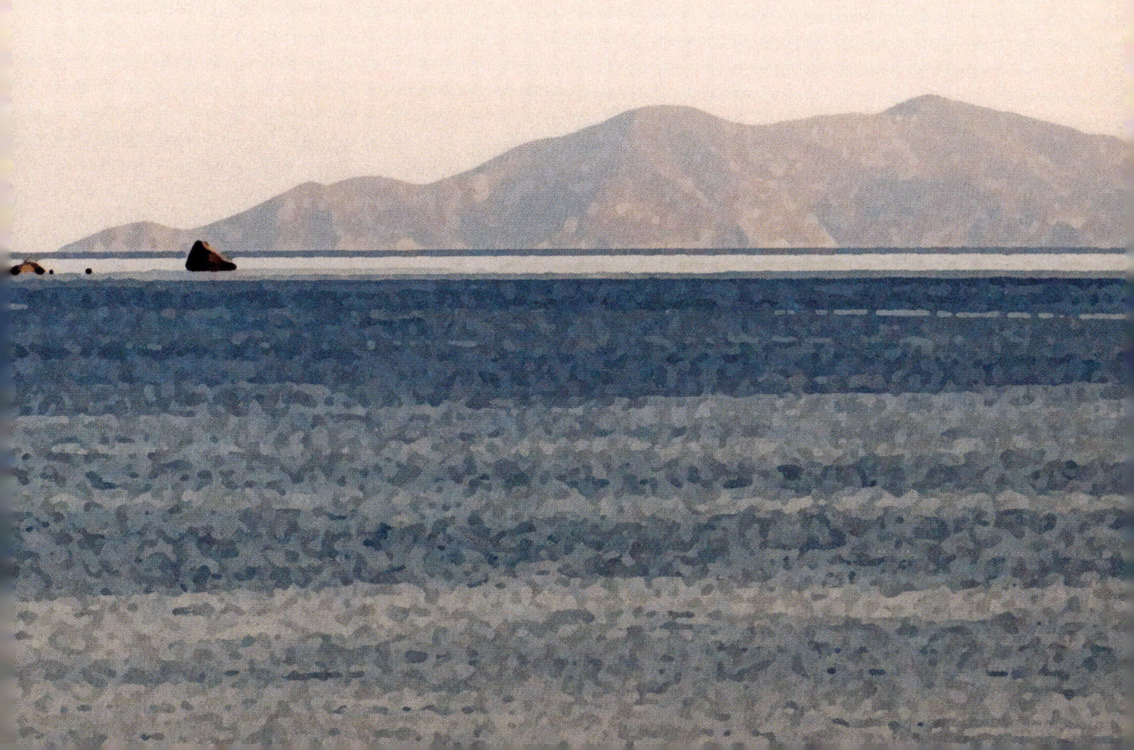

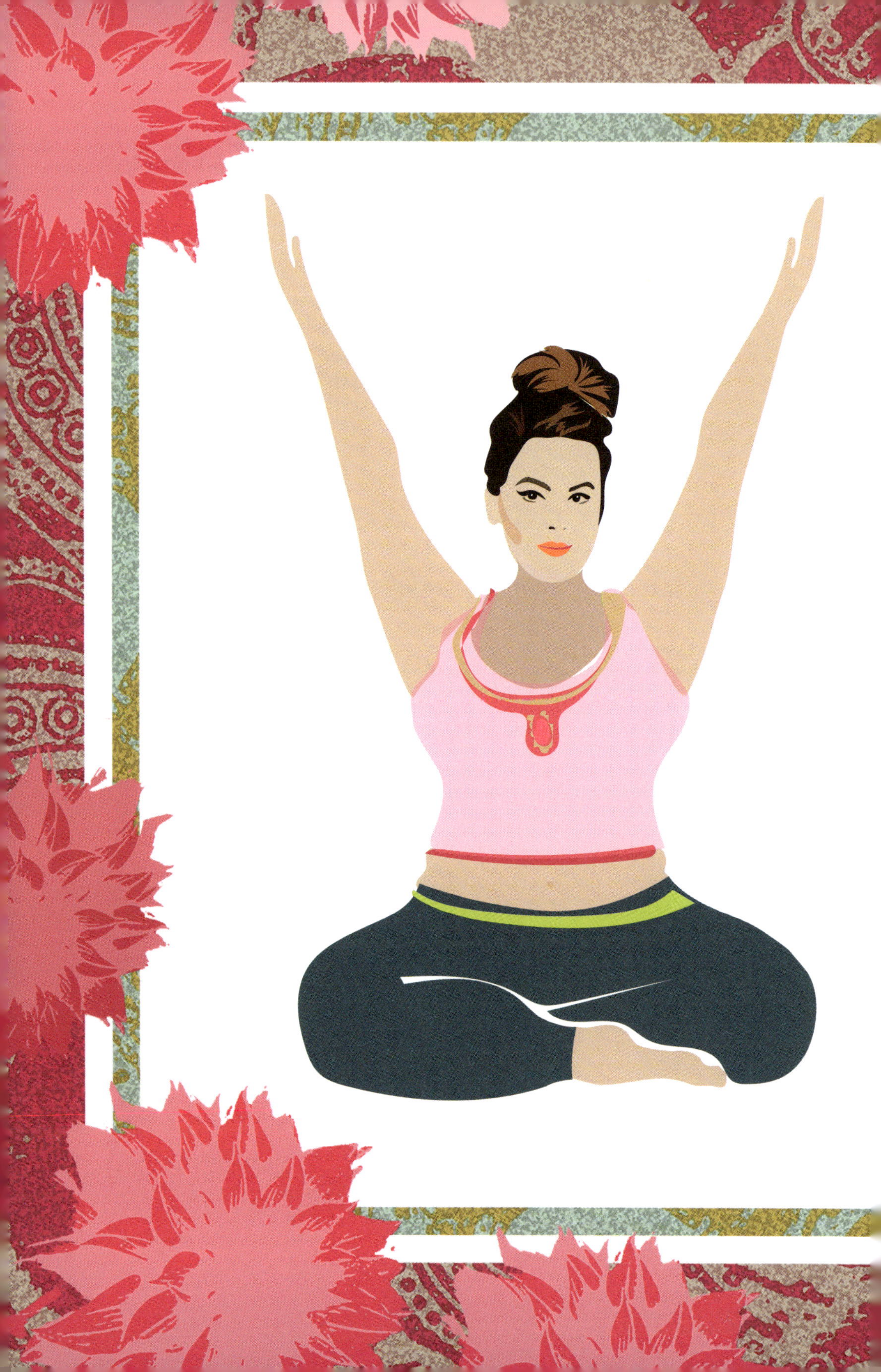

Atmung

Die Lebensenergie mit dem Atem fließen lassen.
Kühlen und wärmen für einen entspannten Geist.

Atmen bedeutet Leben

Auf rein körperlicher Ebene benötigen unsere Zellen stets frischen Sauerstoff, das Kohlendioxid wird abgeführt. Dafür atmen wir. Im Yoga betrachten wir diesen Austausch als Zufuhr von neuer Lebensenergie und Reinigung durch die Ausatmung.

Die Atmung ist aber auch für unseren Geisteszustand wichtig. Denn je gleichmäßiger und tiefer wir atmen, desto entspannter sind wir. Das gilt auch umgekehrt und darum atmen wir im Schlaf meist sehr ruhig und tief. Wenn die Gefühle und der Stress jedoch mal überhandnehmen, kann das zu Schnappatmung führen oder auch die Luft ganz wegbleiben – dann führen wir dem Körper zu wenig Sauerstoff und damit auch zu wenig Energie zu.

Zwar ist das Atmen selbst ein Reflex, doch der lässt sich beeinflussen. Wenn wir die Qualität unserer Atmung steigern, also gleichmäßiger und tiefer atmen, können wir unserem Körper mehr Energie zur Verfügung stellen – wir fühlen uns einfach besser. Schon im Alltag atmen wir allzu häufig viel zu flach. Durch eine bessere Versorgung der Lunge mit Sauerstoff fördern wir innere Ruhe und Gelassenheit. In diesem Zustand wiederum können wir uns besser konzentrieren. Eine tiefe Atmung unterstützt unser Immunsystem, durch Husten und Niesen werden Keime aus dem Körper entfernt. Sie macht uns gegenüber äußeren Einflüssen robuster.

Im Yoga wird die Atmung Pranayama genannt: »Prana« steht dabei für die Lebensenergie, »ayama« für die Steuerung. Durch Yoga-Übungen kannst du lernen, deinen Atem sowohl zu aktivieren als auch zu beruhigen, zu reinigen oder zu kühlen. Mit den Yoga-Atemübungen in diesem Buch erlangst du einen wunderbaren Zugang zu neuer Lebensenergie.

Einmal tief Luft zu holen, zu gähnen oder aufzuatmen tut der Seele gut. Das Sprichwort »Lachen ist die beste Medizin« gibt es nicht umsonst. Denn beim Lachen atmen wir stoßweise aus und entspannen uns. Hab also Spaß in deinem Leben, wann immer es geht!

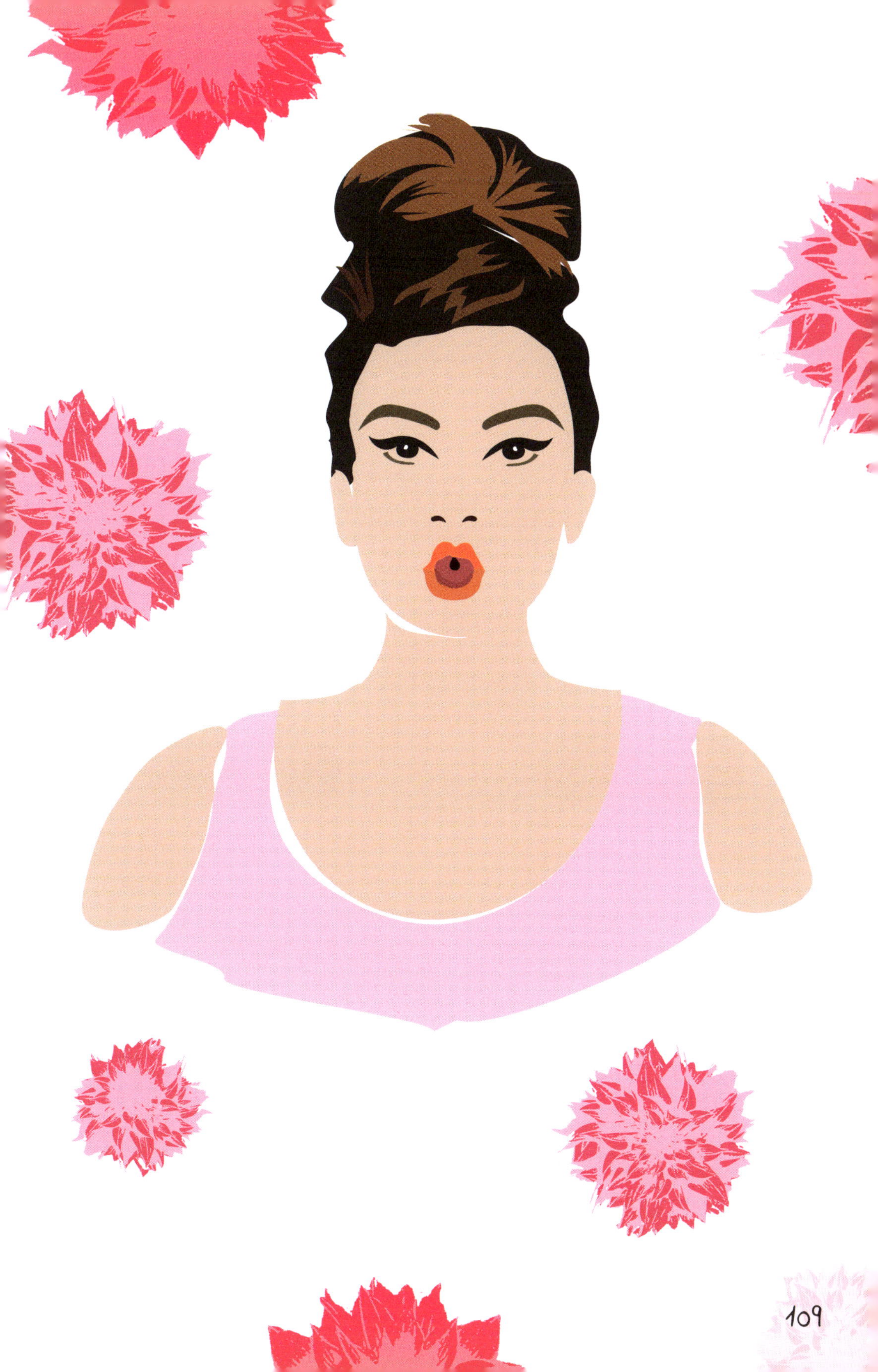

Sonnenatmung

Begrüße deinen Tag, dein Leben mit dieser Übung: Du bist die Sonne. Nicht nur rund, sondern strahlend, freundlich und freudespendend. Diese Übung verbindet die Dehnung deines Brustraums und Rückens mit deiner Atmung. Mit einem Lächeln auf deinem Gesicht verschafft dir die Sonnenatmung einen positiven Schub für den Tag.

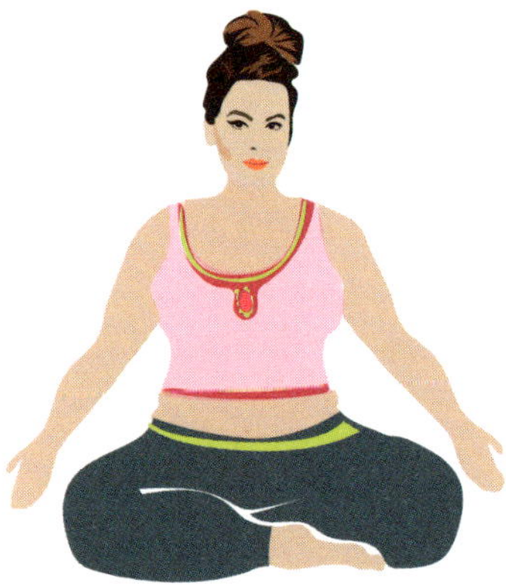

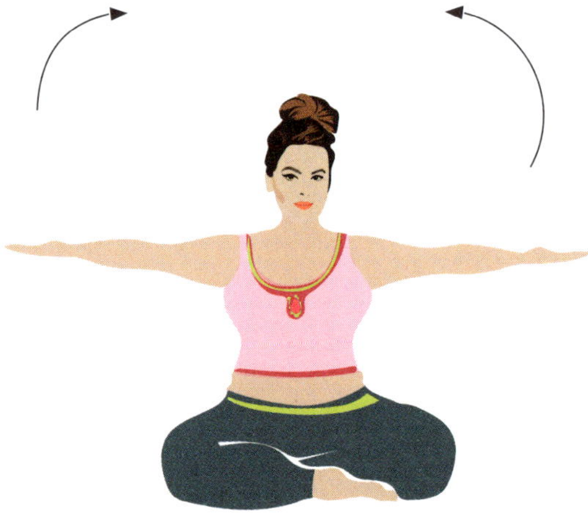

1 Ausgangsposition ist der Schneidersitz. Auch hier kannst du dich gern auf ein Yoga-Kissen setzen. Achte darauf, dass Kopf, Nacken und Wirbelsäule von der Seite gesehen eine Linie bilden. Deine Schultern fallen leicht zurück, öffne deinen Brustraum nach oben, halte deine Mitte und den Rücken gerade. Das Becken ist leicht nach hinten gekippt, damit der untere Rückenbereich kein Hohlkreuz bildet. Streck nun deine Arme auf beiden Seiten auf Fußbodenhöhe, deine Handflächen zeigen nach vorne. Atme ein und aus.

2 Bring im Laufe der gesamten Einatmung deine gestreckten Arme langsam in die Höhe. Deine Handflächen zeigen nach oben.

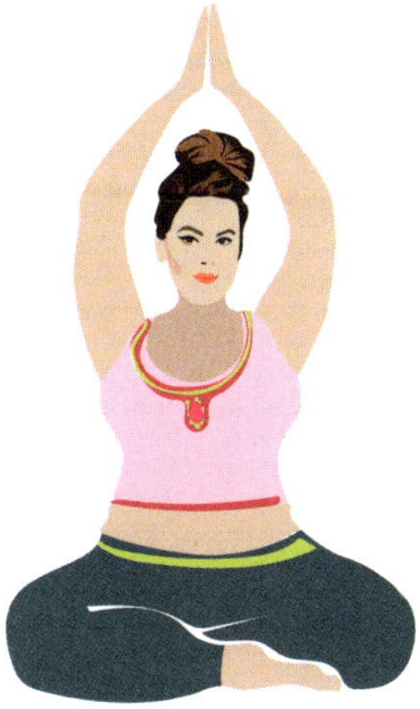

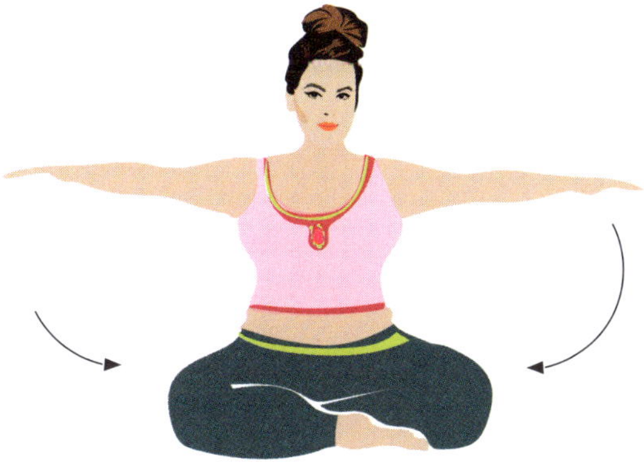

3 Atme weiter ein. Nun berühren sich deine Handflächen über deinem Kopf. Die Schultern bewusst von den Ohren weg nach unten entspannen.

4 Dann beginn mit der Ausatmung und bewege deine Arme währenddessen langsam wieder Richtung Boden. Die Handflächen zeigen noch nach oben. Auf Höhe der Schultern angekommen drehe deine Handflächen Richtung Boden. Und komm mit deinen Händen wieder auf den Boden zurück.

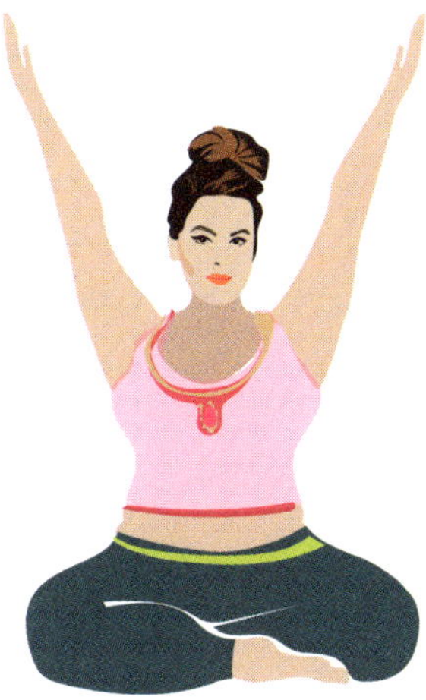

Einatmen, bis deine Hände über dem Kopf sind, Ausatmen, bis deine Hände wieder am Boden sind.

Wiederhole diese Atemübung fünf Mal hintereinander und spüre die Energie, die dir deine innere Sonne schickt.

Wechselatmung

Diese Atemübung reinigt, deine Energiekanäle und aktiviert gleichzeitig deine linke und rechte Gehirnhälfte. Das rechte Nasenloch steht für die Sonnenenergie und das linke steht für die Mondenergie. Die abwechselnde Ansprache ist gut bei Asthma, Heuschnupfen und Allergien.

1 Ausgangsposition ist entweder der (Halbe) Lotus-, Helden- oder Stuhlsitz. Alternative: entspannter Stand. Achte immer auf eine gerade Wirbelsäule. Nun klapp bei deiner rechten Hand Zeige- und Mittelfinger nach unten auf deine Handfläche. Die andere Hand liegt locker auf deinem Oberschenkel oder der Arm hängt entspannt herunter.

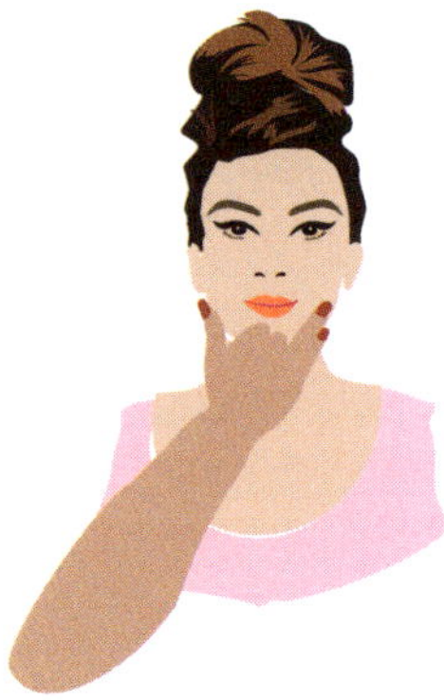

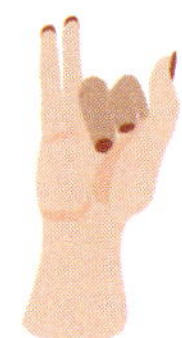

2 Führe jetzt den Daumen an dein rechtes Nasenloch, verschließe dieses und atme tief aus. Atme durch dein linkes Nasenloch tief ein. Lass dir Zeit dabei.

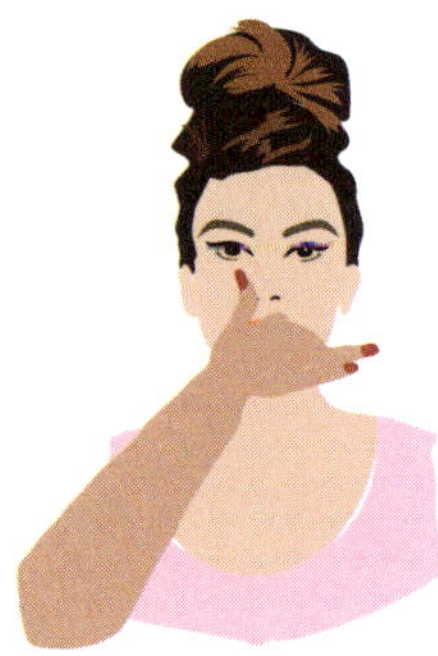

3 Schließe jetzt mit dem Ringfinger das linke Nasenloch und atme auf dem rechten Nasenloch aus. Atme dort auch wieder ein, schließe mit dem Daumen das rechte Nasenloch und atme auf dem linken Nasenloch aus. Finde deinen eigenen Rhythmus und wiederhole die Übungen einige Male.

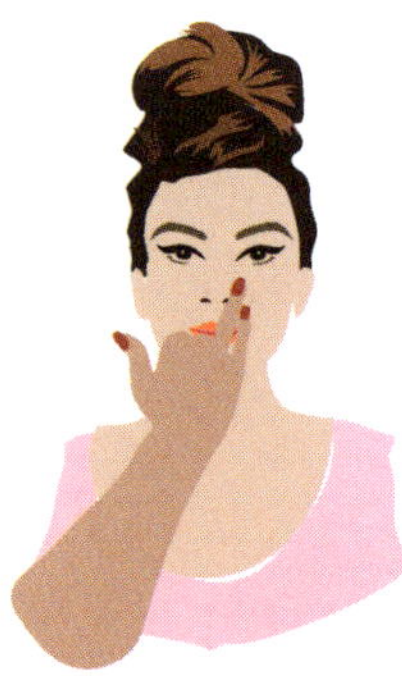

Beende die Übung und spüre nach. Du kannst auch, wenn du bei der Einatmung bist, mit Ringfinger und Daumen beide Nasenlöcher schließen, bis acht zählen und dann wieder mit dem Wechsel weitermachen.

! Sollte dir schwindelig werden, beende die Übung sofort und atme normal weiter. Bei Schnupfen oder verstopfter Nase solltest du diese Asana nicht durchführen.

Kühlende Atmung

Wie die Bezeichnung schon verrät, können wir mit dieser leichten Atemübung unseren Körper kühlen. Es gibt verschiedene Situationen im Leben, wo wir diese Übung gut einsetzen können, wie zum Beispiel an heißen Sommertagen, vor Prüfungen oder anderen aufregenden Ereignissen oder ganz einfach in den Wechseljahren.

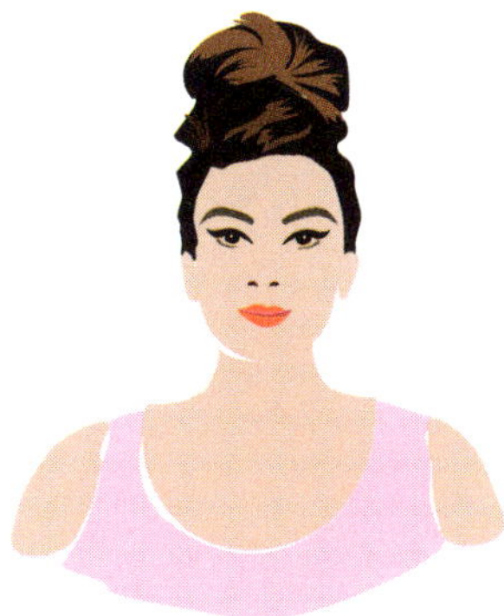

1 Ausgangsposition ist der Yoga- oder der Stuhlsitz. Alternative: entspannter Stand. Entspanne dein Gesicht, deine Kiefermuskulatur, lass deine Stirn sich Richtung Hinterkopf ausstrecken. Atme einige Atemzüge ein und aus.

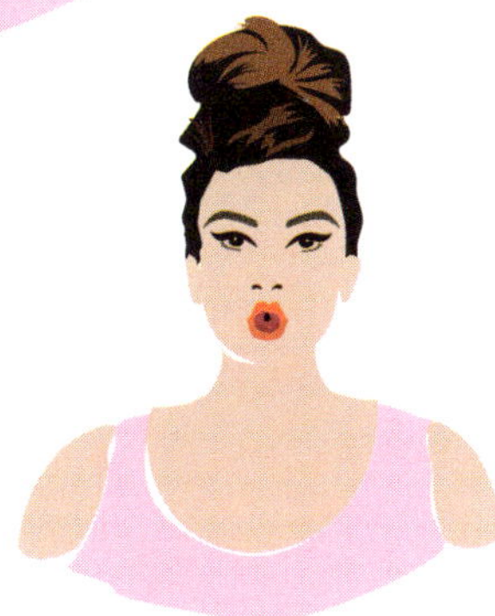

2 Forme mit deinen Lippen ein O. Streck deine Zunge durch die gerundeten Lippen und rolle sie dabei zu einem kleinen Röhrchen. Atme durch den Mund ein und durch die Nase wieder aus. Wiederhole diesen Vorgang mehrmals. Spürst du die Kühlung in deinem Körper?

! Es gibt Menschen, die ihre Zunge nicht rollen können. Das ist genetisch bedingt. Für Nicht-Zungenroller: Drück deine Zungenspitze an die Unterkante der oberen Schneidezähne. Atme durch die seitlichen Öffnungen ein und aus.

Bei Asthmabeschwerden, Mandelentzündung oder niedrigem Blutdruck solltest du diese Übung nicht durchführen.

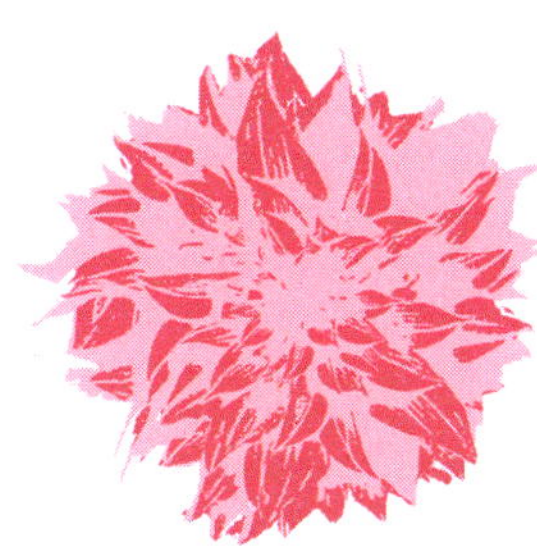

Flankenatmung

Bei dieser Übung werden die Rippenbögen geweitet. Der Körper wird energetisch aufgeladen, durch die gute Sauerstoffzufuhr steigern sich Konzentration, Körperbewusstsein und Vitalität. Diese Asana reinigt deine Organe und entgiftet den Körper.

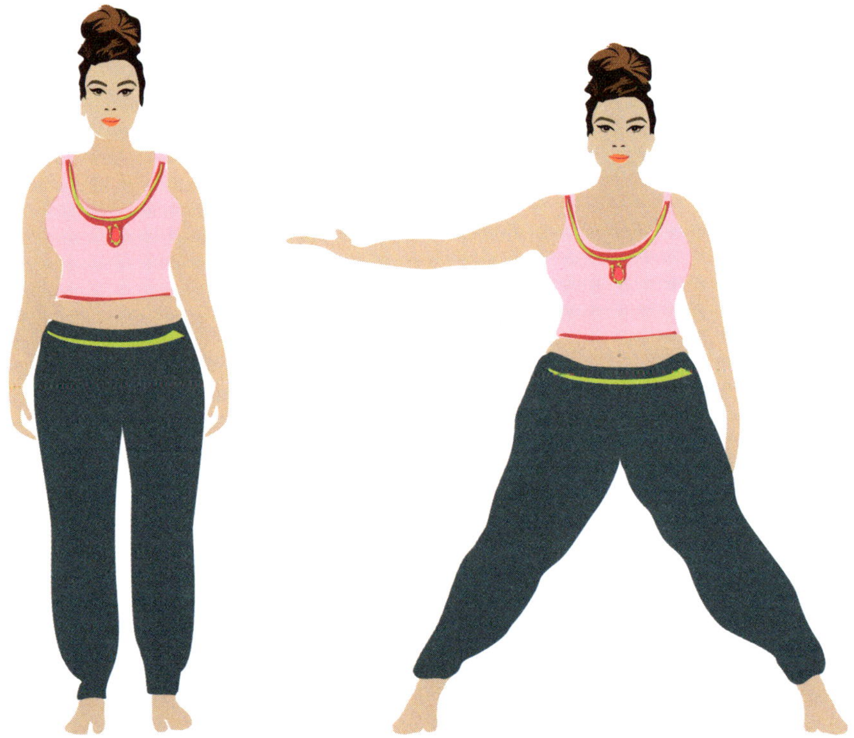

1 Ausgangsposition ist der entspannte Stand. Deine Füße stehen hüftbreit und parallel auf deiner Matte. Deine Arme hängen locker herunter. Die Wirbelsäule ist gerade, der Brustkorb strebt zur Decke. Atme langsam tief durch.

2 Setz nun ein Bein in einem größeren Schritt zur Seite. Beide Beine sind durchgestreckt. Dein linker Arm hängt locker nach unten, dein rechter Arm ist seitlich ausgestreckt, die rechte Handfläche zeigt nach oben. Fühle die Verankerung deiner Füße auf der Matte.

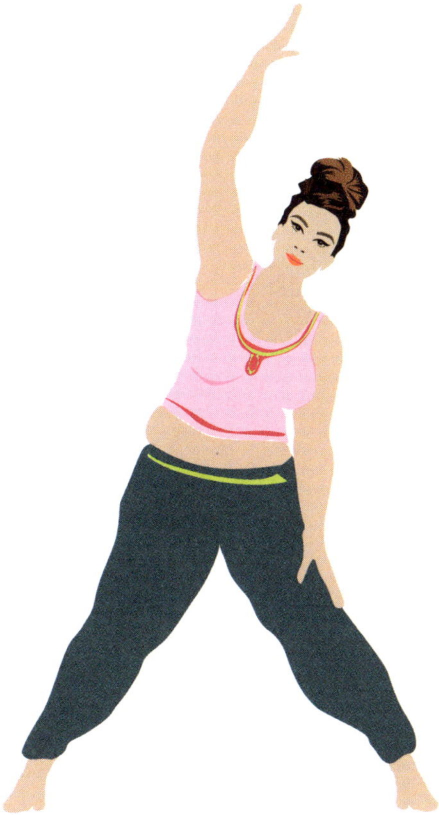

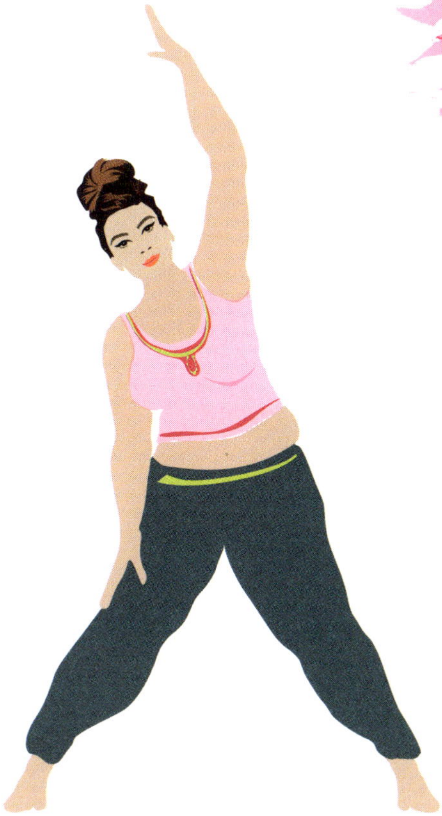

3 Stütz deinen linken Arm auf deinem linken Oberschenkel ab und streck deinen rechten Arm am Ohr entlang über deinen Kopf. Atme jetzt tief ein. Beim Ausatmen neige dich nach links. Dabei bleibt der Oberkörper in einer Ebene mit dem ausgestreckten Arm und deinen Beinen. Hier geht es nicht darum, wie weit der Oberkörper zur Seite gedehnt werden kann, sondern um Zusammenspiel von Neigung und Atmung. Atme wieder ein und komm in die Mitte zurück, die Beine bleiben gegrätscht.

4 Wechsle nun zur anderen Seite. Stütz nun deinen rechten Arm auf deinem rechten Oberschenkel ab und streck deinen linken Arm am Ohr entlang über deinen Kopf. Wiederhole die Flankenatmung wie oben beschrieben.

Übe die Flankenatmung jeweils drei Mal auf jeder Seite.

Löwin

Mit dieser kraftvollen Atemübung wirst du angestaute Energie los. Gleichzeitig aktivierst du deine Gesichtsmuskeln und tust etwas gegen die Falten am Hals. Durch das Herausbrüllen stärkst du dein Zwerchfell, deinen Beckenboden und dein Verdauungssystem.

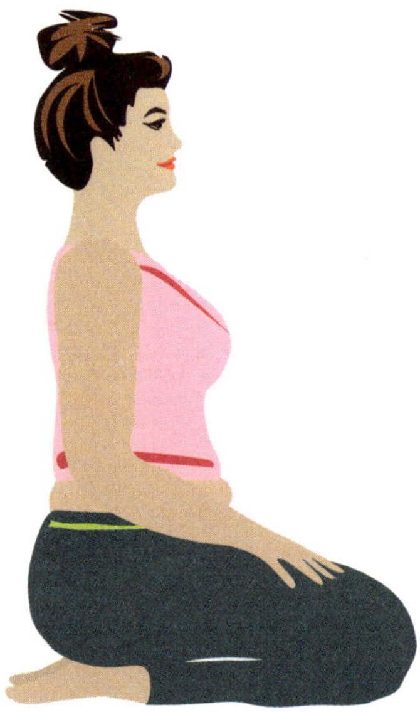

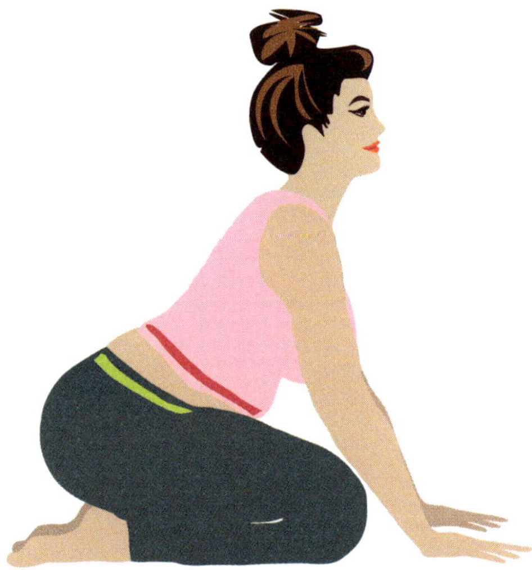

1 Ausgangsposition ist der Fersensitz (siehe Seite 36), deine Hände liegen entspannt auf deinen Oberschenkeln.

2 Neige dich mit der Ausatmung leicht nach vorne und leg deine gespreizten Hände vor deine Knie auf der Matte ab. Atme ein.

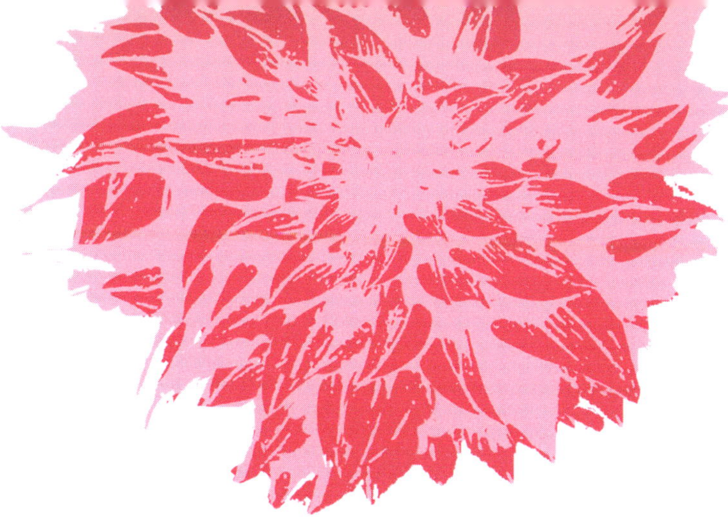

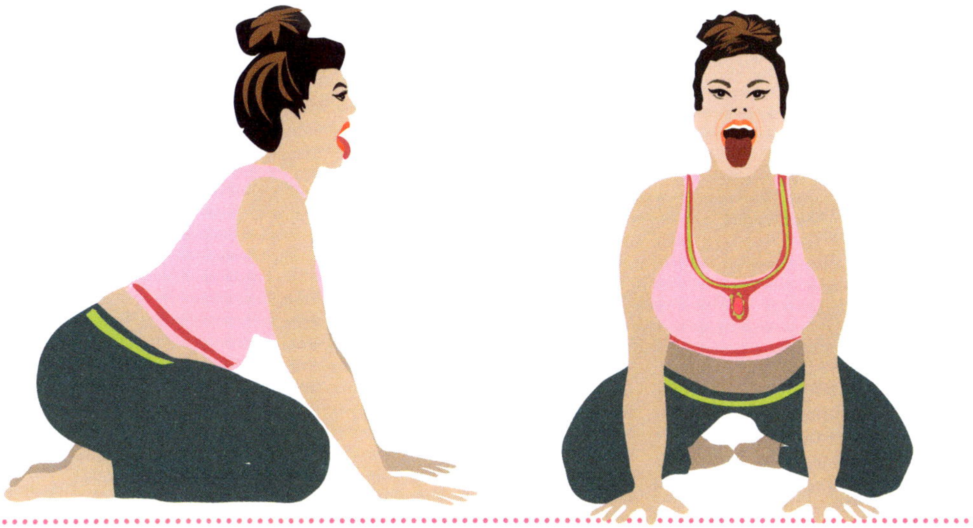

3 Bei der nächsten Ausatmung geh mit deinem Oberkörper noch etwas nach vorne, reiß gleichzeitig deinen Mund und deine Augen weit auf und streck deine Zunge so weit heraus, wie du kannst. Brülle dabei wie eine Löwin. Hab keine Hemmungen, laut zu sein, denn eine Löwin zu sein, tut einfach gut. Achte darauf, dass deine Wirbelsäule möglichst gerade bleibt.

Komm wieder zurück in die Sitzhaltung, schließe sanft deinen Mund und spüre nach. Wiederhole diese Übung zwei Mal.

Frieden ist Innen. Sucht nach ihm
in den Kammern eures Herzens,
indem ihr fokussierte Konzentration
und Meditation ausübt.

Swami Sivandana

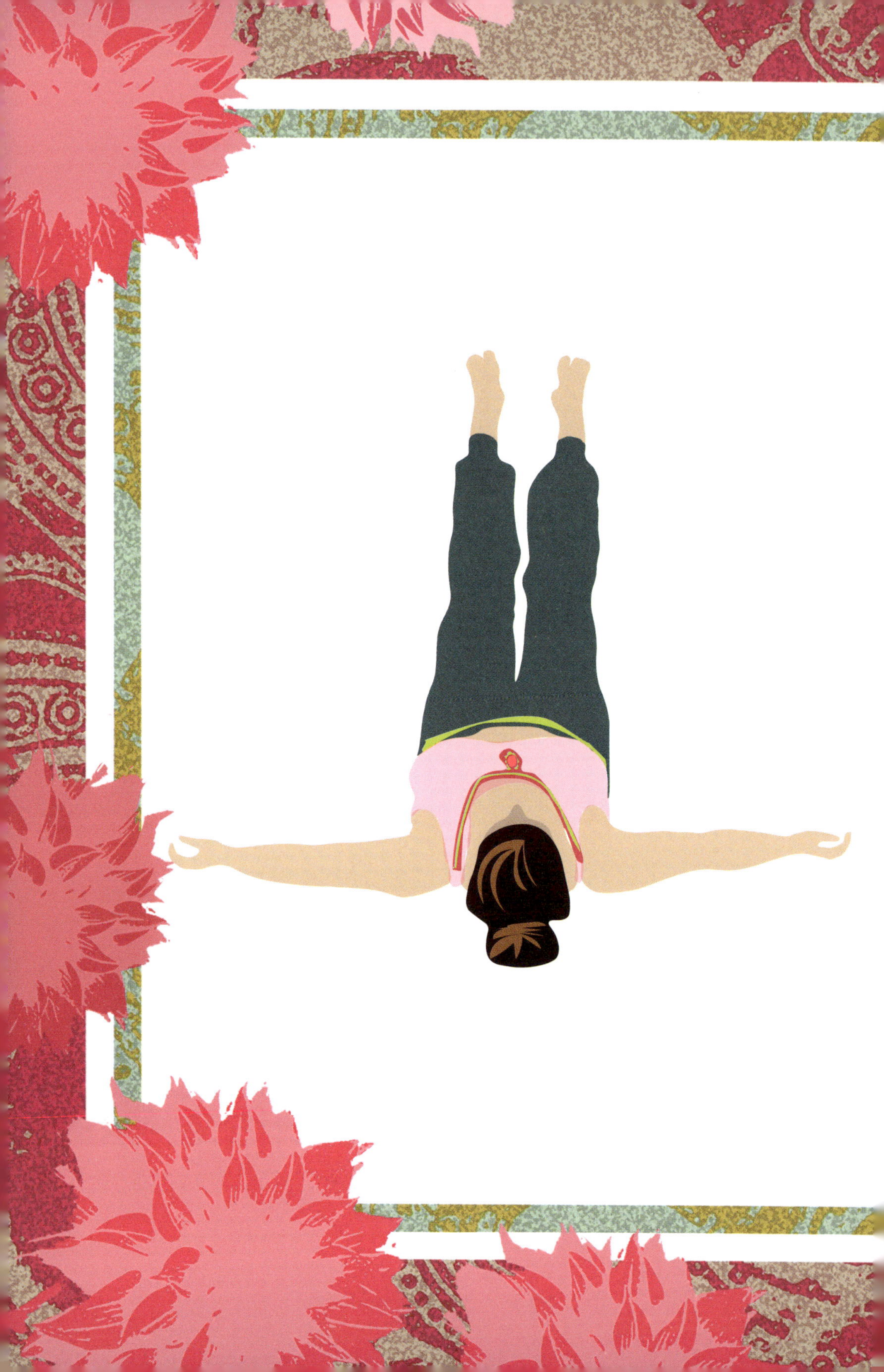

In der Ruhe

In der Ruhe liegt die Kraft. Zu sich kommen, die Mitte finden. Die Ruhe ausstrahlen, nach innen und außen.

Happy Baby

Mit dem Happy Baby kannst du deine verspannte Wirbelsäule selbst massieren. Sie wird dabei gedehnt und entspannt, besonders der untere Rücken. Die Übung eignet sich auch als Ausgleichsübung nach Rück- und Vorbeugen. Sie öffnet das Becken.

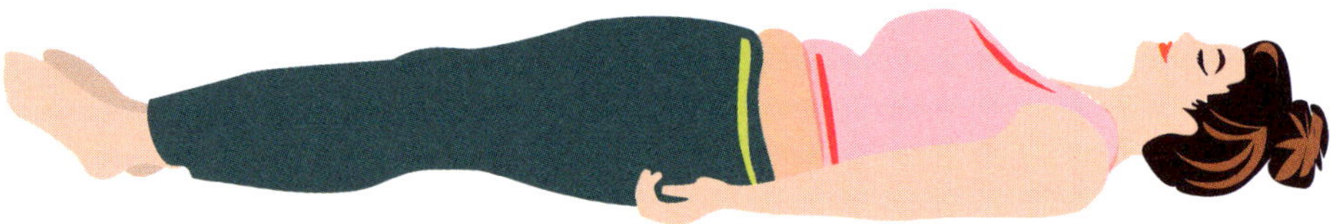

1 Leg dich entspannt auf den Rücken, die Beine locker ausgestreckt und atme bewusst ein und aus. Fülle deinen Brustkorb, deinen Bauch und zuletzt auch deinen hinteren Rippenbereich mit Luft.

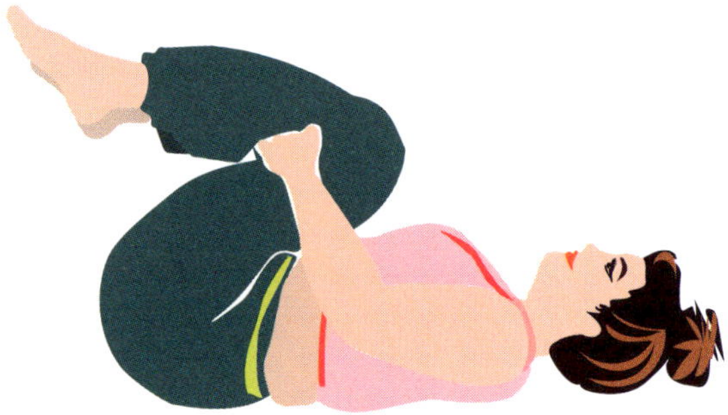

2 Mit der nächsten Einatmung zieh deine Knie mehr als hüftbreit zum Körper. Umfass entweder deine Knie mit beiden Armen, halte dich an deinen Knien fest oder verankere deine Hände in den Kniekehlen. Gönn dir und vor allem deinem unteren Rücken eine sanfte Massage, indem du sanft Kreise auf den Boden malst. Kippe dein Becken dafür leicht nach rechts und links, alles sehr behutsam. Wenn du willst und keine Nackenprobleme hast, kannst du den Kopf auch zwischen die Knie heben.

! Wenn du eine Knieverletzung, Probleme im Nackenbereich oder an den Halswirbeln hast oder schwanger bist, solltest du diese Übung nicht ausführen.

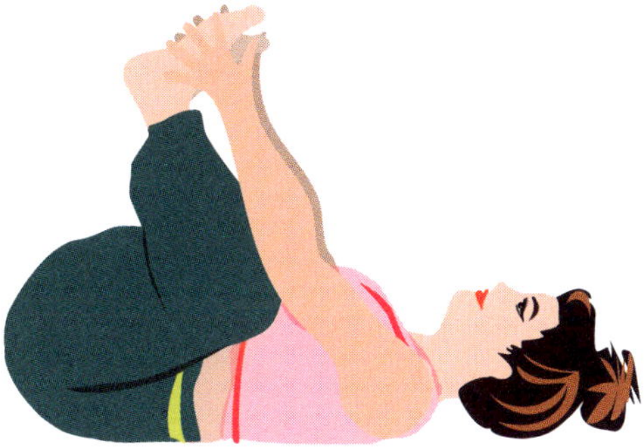

3 Mit der Zeit gelingt es dir, die Beine anzuwinkeln und die Außenkanten der Füße oder sogar deine Zehen zu greifen. Zieh dann bei der Ausatmung die Knie in Richtung deiner Achseln, also nach unten. Achte dabei darauf, den ganzen Rücken auf dem Boden zu lassen. Massiere dich auch hier wieder selbst, indem du sanft hin und her schaukelst.

Krokodil

Mit dieser Übung dehnst du deinen Rücken, und zwar in der Seitwärtsdrehung. Die Wirbelkörper der Bandscheiben sowie Verspannungen in Rücken, Schultern und Hüfte lösen sich. Diese passive Drehung lässt deine Lebensenergie wieder fließen, sie vertieft deine Atmung und regt die Verdauung und deinen Stoffwechsel an.

1 Leg dich entspannt auf den Rücken, die Beine locker ausgestreckt und atme bewusst ein und aus. Deine Arme liegen seitlich auf Schulterhöhe auf dem Boden, die Handflächen zeigen nach oben.

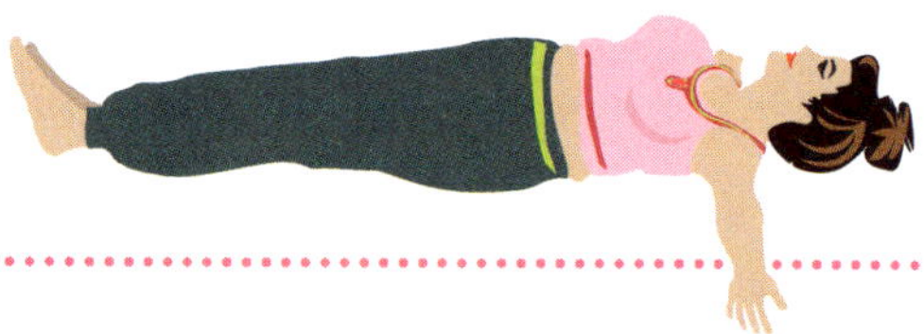

2 Nun winkle deine Beine an. Stell deine Füße hinter deinem Po ab, sodass du gerade so nicht mehr mit dem Mittelfinger eines ausgestreckten Arms drankommen würdest.

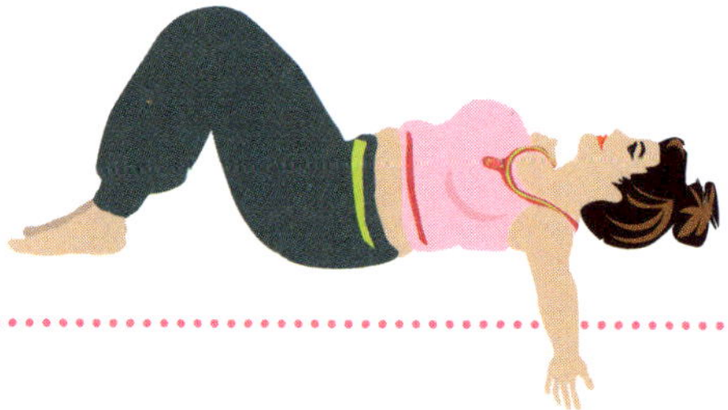

3 Lass deine Knie sanft nach rechts sinken und dreh gleichzeitig deinen Kopf nach links, also genau in die Gegenrichtung. Übe keinen Druck aus, damit die Knie weiter zu Boden sinken – das ergibt sich mit der Zeit ganz von allein und ist auch nicht das Hauptziel der Übung. Wichtiger: Entspanne deinen Nacken und lass die Schultern auf dem Boden. Komm wieder zurück zur Mitte und lass deine angewinkelten Beine nun auf die andere Seite fallen. Wiederhole diese Übung einige Male auf beiden Seiten.

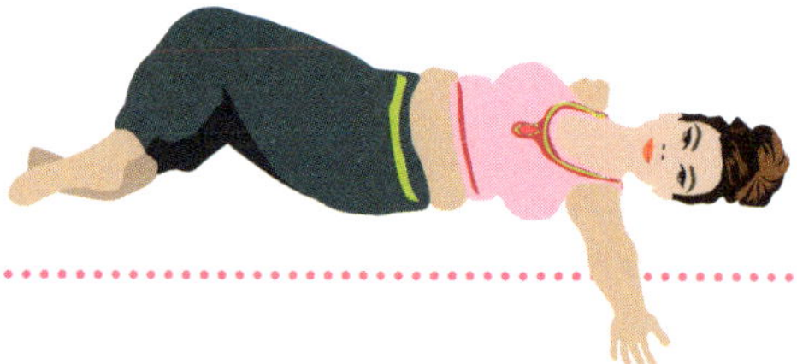

Hier geht es nicht darum, seine Grenzen auszutesten, sondern das Erreichte zu genießen. Die Übung sollte auf keinen Fall Schmerzen verursachen. Nur nach Rücksprache mit deinem Arzt oder Orthopäden solltest du diese Übung ausführen, wenn du Beschwerden im Nacken- und Lendenwirbelbereich hast.

Krokodil-Variante

1 Hake deine rechte Ferse im Liegen zwischen dem großen Zeh und der nächsten Zehe des linken Fußes ein und lass deine Füße nach rechts Richtung Boden sanft fallen, dein Kopf geht wieder in die entgegengesetzte Richtung. Wiederhole die Übung, nur mit vertauschten Füßen, auf der anderen Seite.

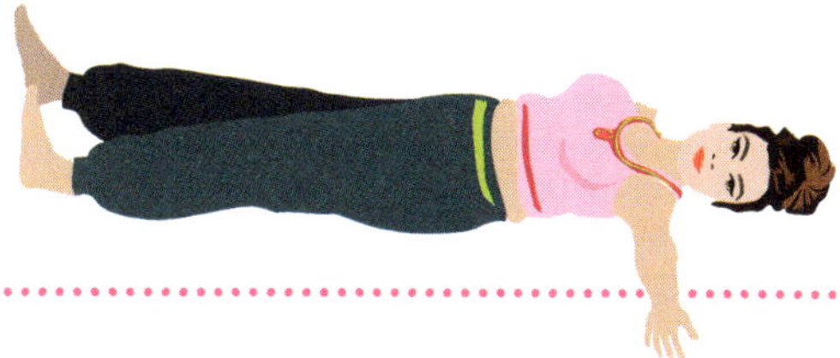

2 Winkle deine Beine an wie in der Grundübung Krokodil beschrieben und lass deine Knie wie beschrieben zur Seite fallen. Komm zurück zur Mitte und lass deine angewinkelten Beine zur anderen Seite fallen.

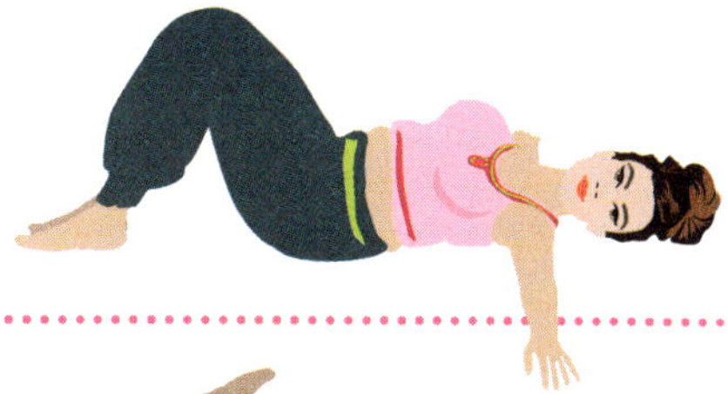

3 Streck dein rechtes Bein gerade in die Höhe und lass es sanft auf die rechte wie auf die linke Seite fallen. Auch hier zeigt dein Kopf in die gegenläufige Richtung. Wiederhole auch diese Übung mit dem anderen Bein.

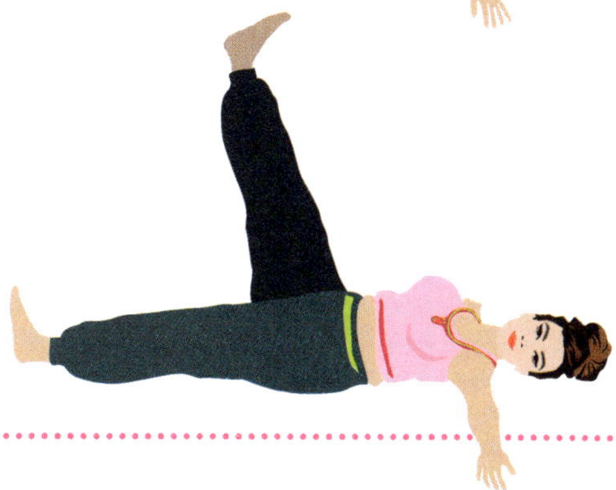

Halbe Kerze

Diese Übung wirkt hormonell ausgleichend und ist gut gegen Kopfschmerzen oder Depressionen. Die Halbe Kerze ist auch eine wunderbare Übung, um die Beine zu entlasten, denn sie reduziert Ödeme in den Beinen, Füßen und Knöcheln.

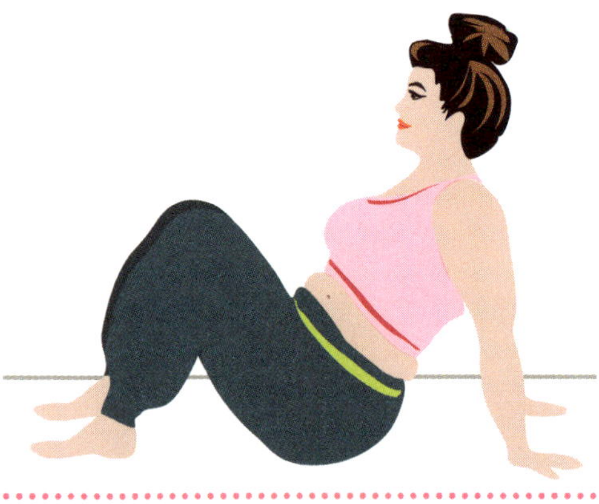

1 Setz dich seitlich neben die Wand, nicht zu weit weg.

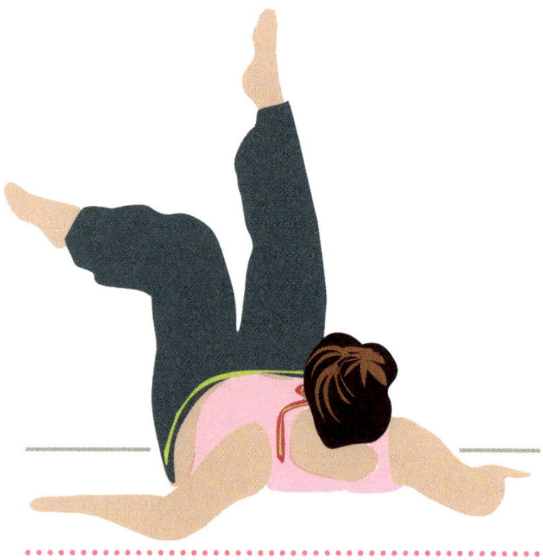

2 Schieb deinen Po an die Wand heran und dreh dich in Richtung Wand. Leg deinen Oberkörper ab.

In den ersten Schwangerschaftsmonaten und bei hohem Blutdruck nicht ausführen.

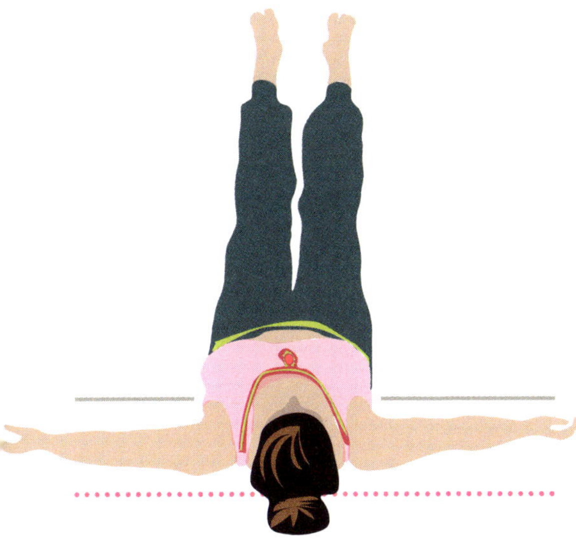

3 Lehn deine Beine senkrecht an die Wand, Arme sind entweder seitlich ausgestreckt oder liegen am Körper. Dein Po sollte die Wand fast berühren. Atme tief einige Atemzüge ein und aus. Falls es für dich angenehmer ist, leg eine zusammengefaltete Decke unter dein Gesäß.

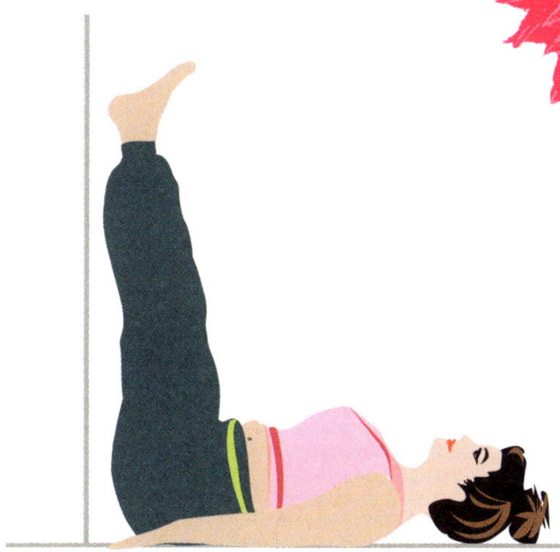

4 Nachdem du einige Atemzüge genossen hast, beende die Übung, indem du die Knie in Richtung Brust bringst. Rolle auf eine Seite ab und bleibe noch für ein paar Atemzüge so liegen.

Schlussentspannung

Die Schlussentspannung ist der Abschluss deiner Yoga-Einheit. Körper und Geist dürfen jetzt loslassen und zur Ruhe kommen, sich entspannen. Sehr wohltuend ist diese Entspannungsübung auch bei Bluthochdruck, Schlaflosigkeit und Kopfschmerzen.

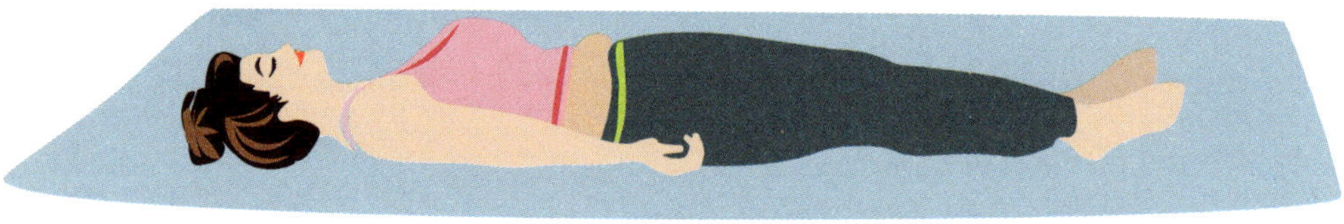

1 Leg dich auf den Rücken, spüre in ihn hinein, ob dein Körper auch gleichmäßig aufliegt. Es sollte sich angenehm anfühlen. Die Beine sind leicht gegrätscht, deine Füße fallen locker nach außen. Deine Leistengegend entspannt sich. Deine Arme liegen locker neben deinem Oberkörper.

2 Bewege dein Kinn leicht in Richtung Brust, nur ein ganz kleines Bisschen. Du wirst merken, wie sich deine Wirbelsäule etwas streckt. Atme langsam tief ein und aus. Bei jeder Ausatmung lässt du deinen Körper etwas mehr in den Boden sinken.

3 Gehe nun bewusst und im Rhythmus deiner tiefen Atmung im Geist von oben nach unten durch all deine Körperteile. Schau sie dir an, verweile bei ihnen und wandere dann weiter, bis du bei deinen Füßen angekommen bist.

Beende nach etwa 15 Minuten die Entspannung. Dreh dich auf deine rechte Seite und verweile einen Augenblick hier. Nimm ein paar Atemzüge und beende die Übung, indem du dich mit der Hand aufstützt und nach oben kommst.

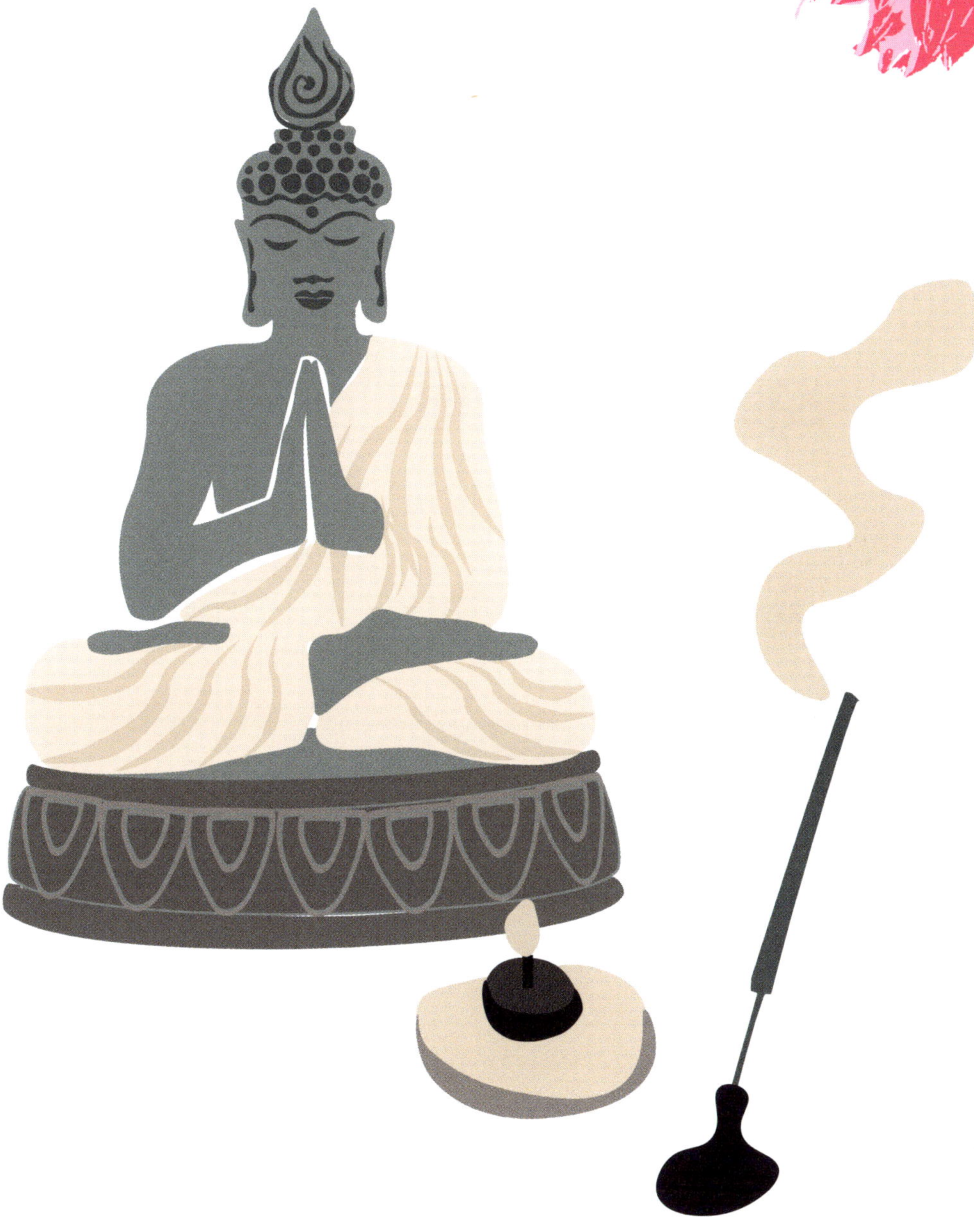

Unsere Verabredung mit dem Leben
findet im gegenwärtigen Augenblick
statt.
Und der Treffpunkt ist genau da,
wo wir uns gerade befinden.

Buddha

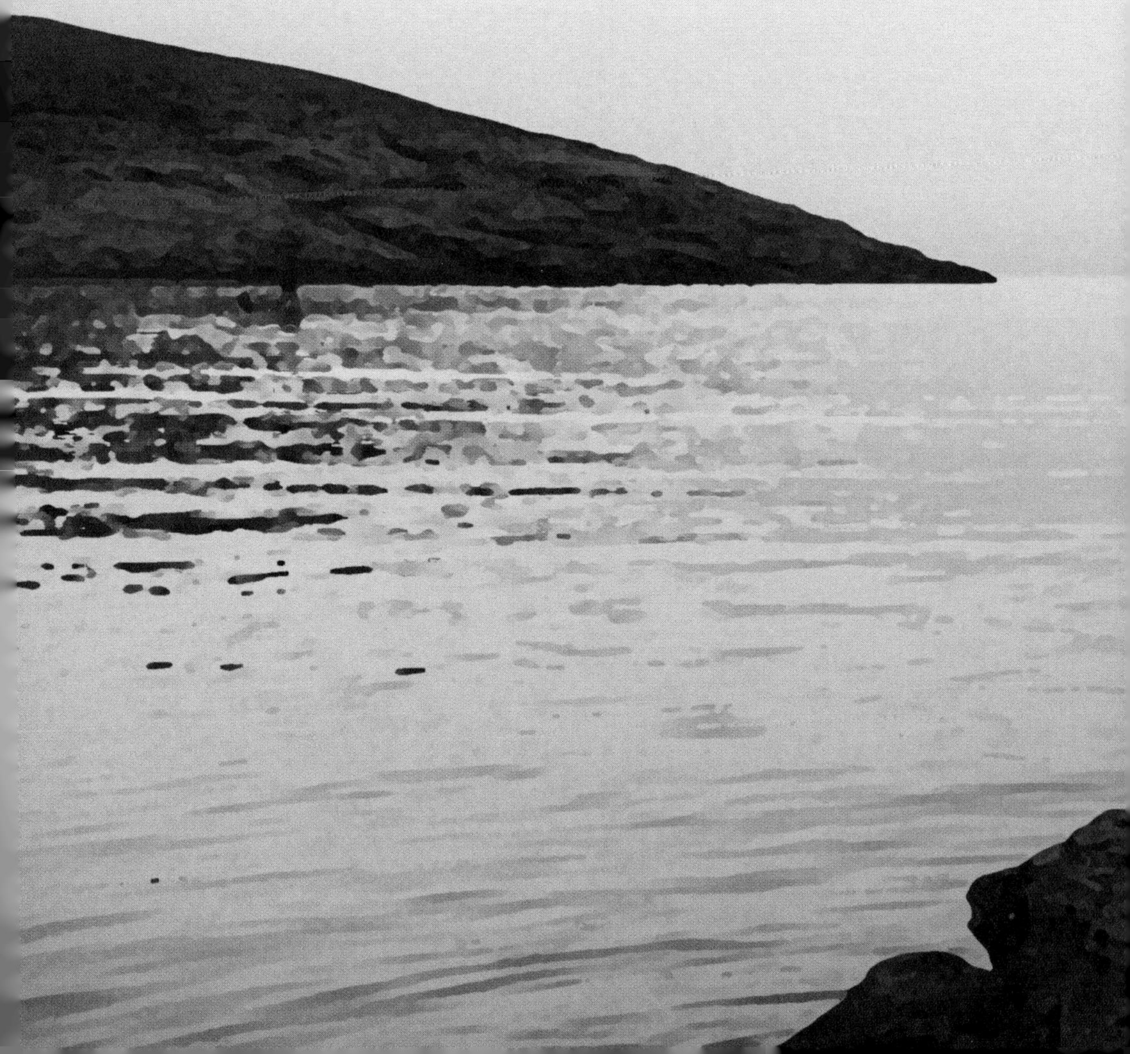

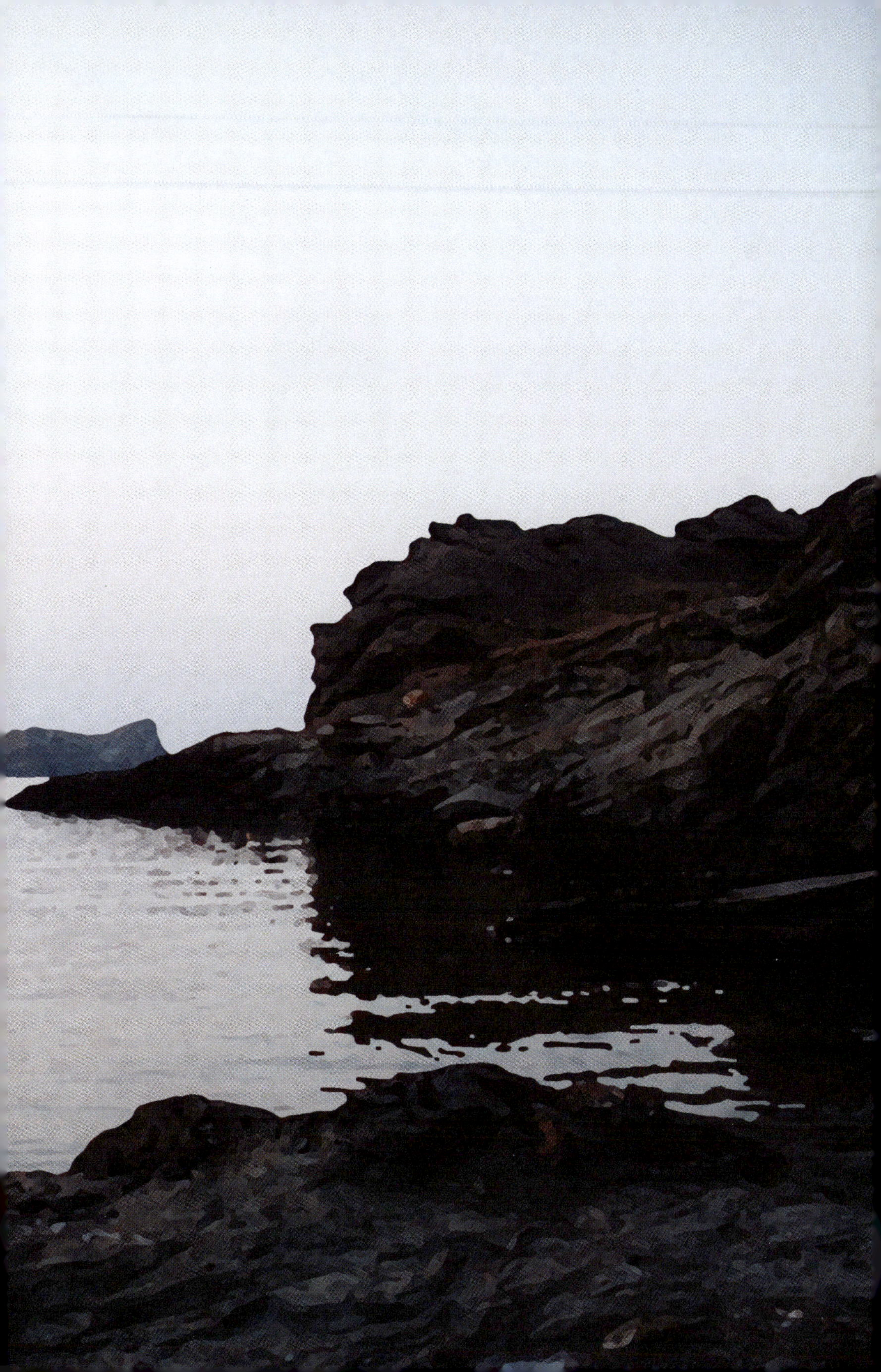

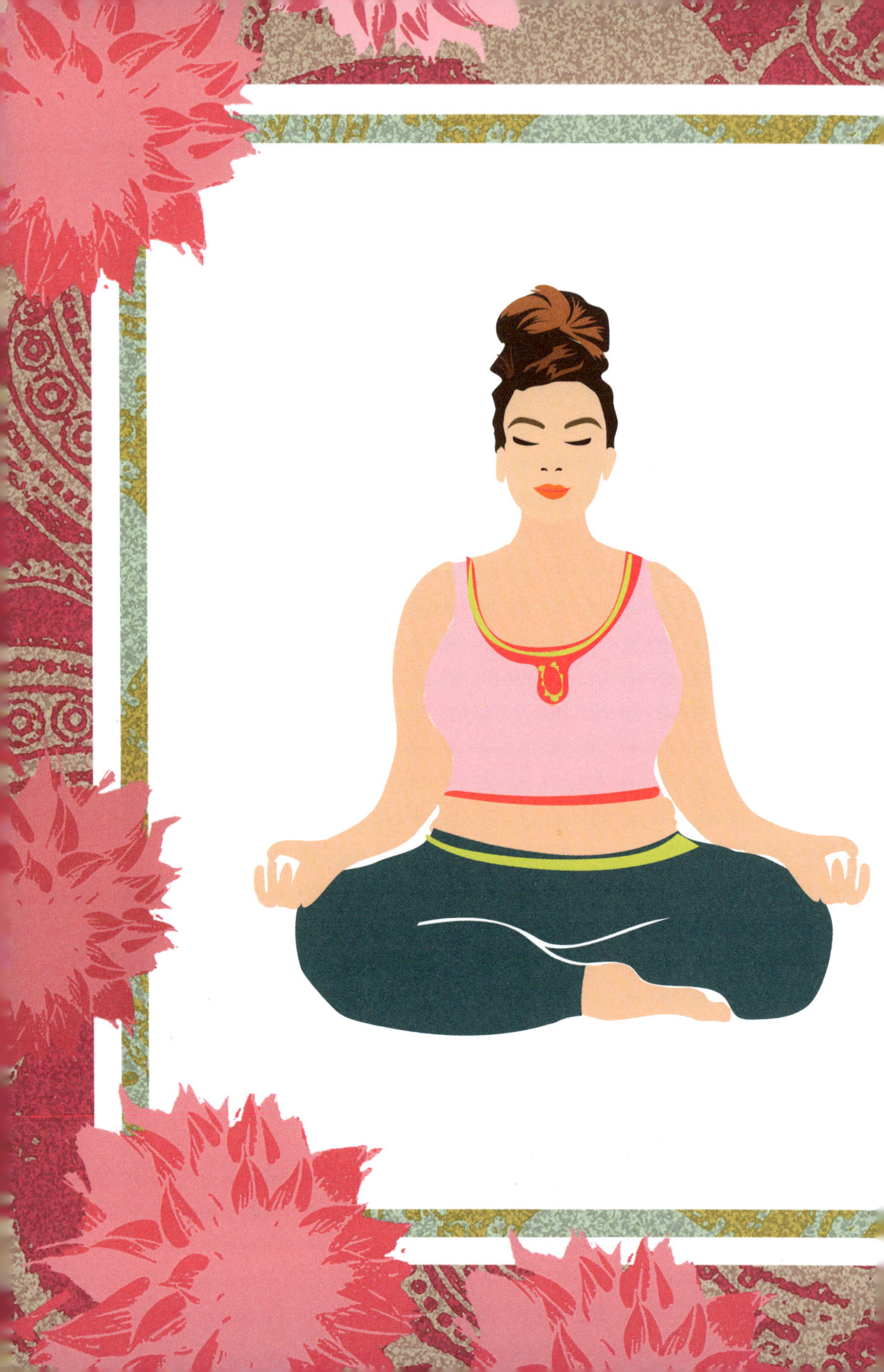

Meditation

Meditation ist das ausgewogene Verhältnis zwischen Konzentration und Entspannung, gelöst von jeglichen Gedanken.

Meditation

Sich hinsetzen, die Augen schließen und einfach nur sein. Klingt banal, ist jedoch in unserer hektischen Welt fast schon ein Kunststück. Was die Yogis bereits vor Tausenden von Jahren wussten, ist heute medizinisch nachgewiesen.

Meditation hilft bei Stress, Schmerzen und seelischer Unausgeglichenheit. Das lateinische Wort »meditatio« bedeutet nachdenken, einüben, aber auch nachsinnen. Meditation war und ist in zahlreichen Kulturen spirituelle Praxis, von den Trancereisen der Schamanen bis zu rituellen Meditationstänzen von Urvölkern.

Beim Meditieren geht es darum, den Kopf frei zu bekommen, die Gedanken konzentriert auf den Moment zu richten und dadurch zu dir selbst zu finden. Gönn nicht nur deinem Körper, sondern auch deinem Geist einige Momente des Innehaltens. Diese Form des entspannten Loslassens lässt ihn ruhig und locker werden. Meditieren ist das Lösen von den Äußerlichkeiten des Tages und das Wenden unserer Aufmerksamkeit nach innen. Eine Art der Entschleunigung.

Zum Meditieren brauchst du keinen Guru oder religiösen Meister. Jedem steht der Weg zur Meditation offen. Auch bist du unabhängig von Ort und Zeit. Viele Menschen meditieren morgens, um den Tag bewusster zu beginnen. Andere lieber abends, um den Tag ausklingen zu lassen oder den eigenen Fokus wieder auf das Wesentliche zu lenken. Auch kurze Meditationssequenzen lassen sich in den Alltag integrieren. Nutze kleine Momente im täglichen Leben, um dich bewusst ins Hier und Jetzt zu bringen. Selbst diese kurzen Augenblicke sind wertvolle Achtsamkeitsübungen. Meditieren ist immer dann möglich, wenn du das Bedürfnis dazu empfindest.

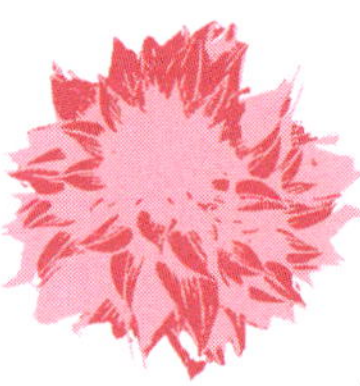

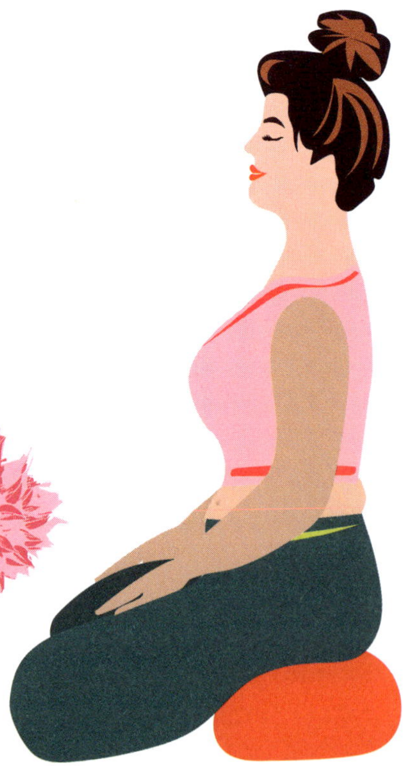

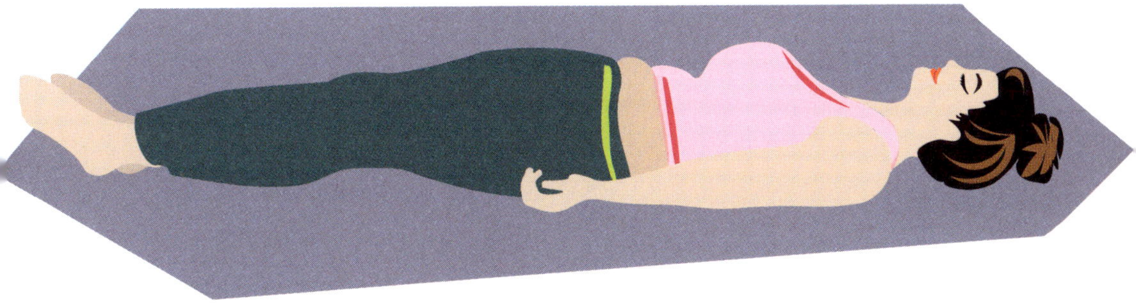

Ansätze für deine Meditation

Fokussiere deine Aufmerksamkeit: Hierbei konzentrierst du dich auf ein Mantra (eine Silbe wie »Om« oder ein Vers). Auch dein Atem oder ein beliebiger Punkt im Raum eignen sich als Fokuspunkt. Diesem schenkst du deine volle Aufmerksamkeit. Alles andere wird unwichtig. Wenn dich das Gedankenkarussell des Alltags heimsucht, lass es einfach vorüberziehen und wende dich wieder deinem gewählten Fokus zu.

Öffne dein Bewusstsein: Hier beobachtest du alles, was um dich geschieht, frei von jeglicher Bewertung. Aufkommende Gefühle und Gedanken werden zwar wahrgenommen, aber nicht von dir beurteilt. Sie ziehen wie Wolken an dir vorbei.

Übungsmeditation: Mit dieser Form der Meditation lässt du positive Gefühle und Empfindungen jeglicher Art Schritt für Schritt wachsen. Übertrage eine Emotion wie Liebe oder Güte, die du gegenüber deinen Liebsten empfindest, auf andere Personen, die du gerne magst. Im nächsten Schritt versuchst du diese auch für Menschen zu empfinden, die du vielleicht am Anfang weniger mochtest.

Anfangs werden dir diese Übungen wahrscheinlich schwerfallen. Mit regelmäßigem Training und Geduld wirst du mit jedem Mal einen Fortschritt erkennen können. Es kann auch sein, dass dir die Meditationen an manchen Tagen besser gelingen als an anderen. Jede Meditationseinheit wirst du anders empfinden. Lass dir Zeit.

! Stürze dich nicht direkt nach deiner Meditation in den Alltag zurück. Nimm dir, über die Übungen hinaus, noch ein paar Minuten Zeit und sitz einfach nur ruhig da.

Atemmeditation

Such dir einen schönen Platz. Bevor du beginnst, lüfte den Raum, damit du genug frischen Sauerstoff für die Atemübung hast. Wenn du magst, kannst du dir eine Kerze oder Räucherstäbchen anzünden oder auch leise entspannende Musik auflegen. Auch in der freien Natur lässt es sich gut meditieren. Such dir einen schönen Platz, der für dich Ruhe und Geborgenheit ausstrahlt.

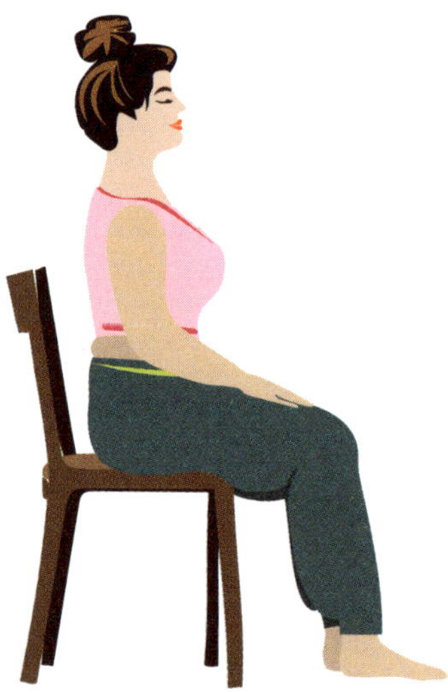

Setz dich: entweder im Schneider-, (Halben) Lotus- oder im Fersensitz. Wenn es für dich bequemer ist, benutze dafür ein Yoga-Kissen. Alternativ kannst du dich auch auf einen Stuhl setzen. Hierbei sind deine Füße parallel zueinander, die Fußsohlen berühren den Boden und die Knie befinden sich in einem 90°-Winkel. Deine Haltung ist aufrecht. Probiere aus, welche Position für dich am angenehmsten ist. Dies kann von Meditation zu Meditation unterschiedlich sein. Wichtig ist, dass du auf deinen Körper hörst und eine stimmige Sitzposition findest, in der du stabil und entspannt sitzt.

Dein Becken ist leicht gekippt. Entspanne deine Bauchdecke, damit du frei atmen kannst. Die Wirbelsäule ist aufgerichtet und deine Schultern fallen locker nach hinten und unten. Dein Kinn ist leicht zur Brust geneigt, dadurch richten sich Nacken und Hals automatisch auf. Ein unsichtbarer Faden zieht deinen Körper am Scheitelpunkt nach oben.

Alles ist entspannt

Deine Gesichts- und Kaumuskulatur ist locker und entspannt. Überprüfe hier bewusst, ob du deinen Kiefer oder deine Stirn anspannst.

Deine Hände liegen entweder auf deinen Knien mit den Handflächen nach unten oder lass die Handflächen nach oben zeigen. Du kannst auch die Daumen und Mittelfinger sich berühren lassen. Die Ellbogen

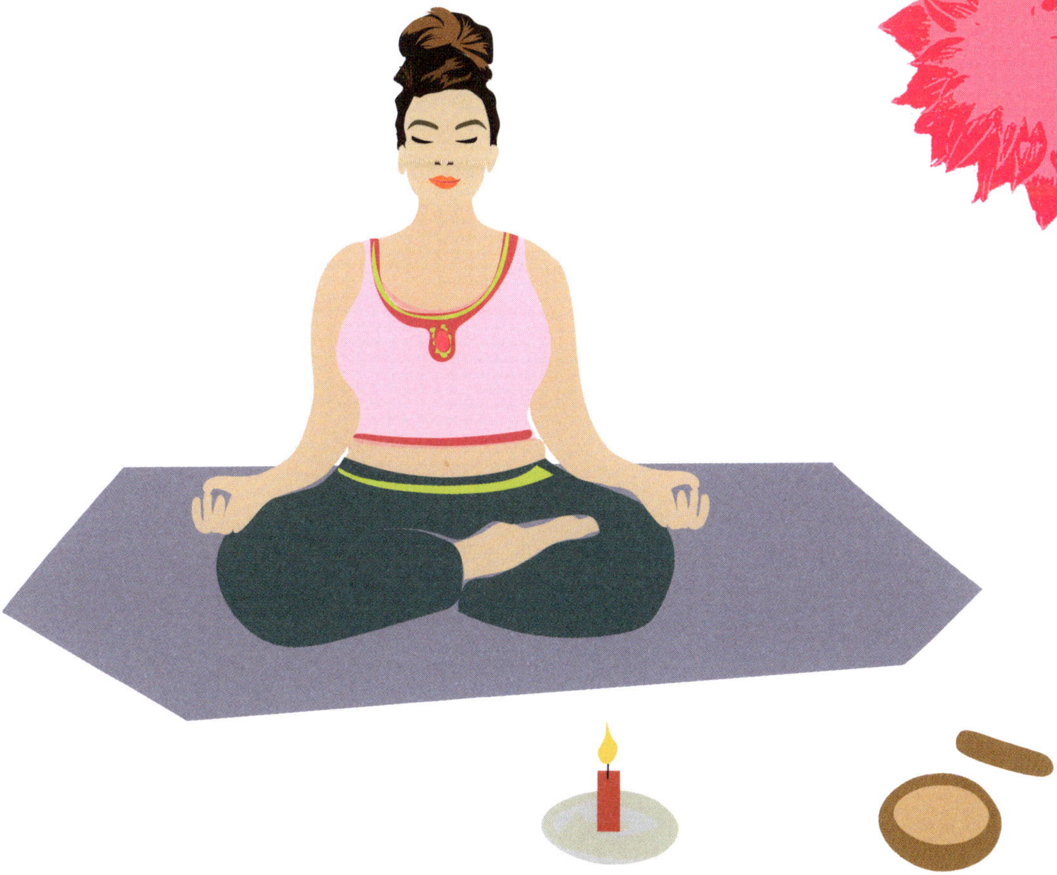

sind etwas nach außen gerichtet, sie sollten entspannt und nicht steif an den Körper gepresst sein.

Dein Blick ist etwa einen Meter vor dir auf den Boden gerichtet. Stell dir an diesem Punkt eine Kerze auf, das hat eine sehr entspannende Wirkung.

Achte jetzt auf deine Atmung. Du atmest ganz entspannt durch die Nase ein und wieder aus. Dann beginn mit jedem Atemzug zu zählen: Ein (1), Aus (2) … Bis du bei 10 angekommen bist. Dann fang wieder bei 1 an. Lass dich nicht aus der Ruhe bringen und passe das Zählen deinem Atemrhythmus an. Er fließt ganz von allein, wie Meereswellen. Es entsteht ein leerer Raum und friedliche Stille in dir. Dein Geist wird weit und ruhig. Falls du mit deinen Gedanken abschweifen solltest, konzentriere dich wieder auf deine Atemzählung.

Führe die Meditation so lange durch, wie es für dich angenehm ist. Es können fünf Minuten oder auch mehr sein. Du kannst die Meditation mit einem kleinen Gong in der Klangschale beenden.

Das Ziel der Meditation: Konzentration und Entspannung stehen in einem ausgewogenen Verhältnis zueinander. Vergangenheit und Zukunft spielen keine Rolle. Gelöst von jeglichen Gedanken, Stress und Sorgen befindest du dich im Hier und Jetzt.

Körperreise

Die Meditation wird im Liegen durchgeführt, sodass du eine bequeme Unterlage und eventuell eine Decke benötigst. Bevor du beginnst, öffne das Fenster, um frische Luft in den Raum hineinzulassen. Es sollte eine angenehme Raumtemperatur herrschen, nicht zu warm und nicht zu kalt.

Leg dich flach auf den Rücken. Die Arme liegen bequem neben deinem Körper – entspannt und leicht von deinem Oberkörper entfernt. Die Handflächen zeigen nach oben oder unten, wie es für dich bequemer ist. Deine Beine liegen parallel und nicht überkreuzt auf der Unterlage. Die Füße fallen leicht nach außen. Dein Gesicht ist entspannt, die Stirn glatt und die Kiefermuskulatur ist locker.

Schließe die Augen. Sie bleiben während der gesamten Dauer der Meditation geschlossen, denn so kannst du dich ganz auf deinen Körper konzentrieren.

Atme tief ein, komm bei dir an. Richte jetzt deine volle Aufmerksamkeit auf deinen Atem. Du atmest während der ganzen Meditation durch deine Nase ein und durch deine Nase aus. Beim Einatmen wölbt sich deine Bauchdecke nach außen, beim Ausatmen zieht dein Bauchnabel nach innen. Mit jedem neuen Atemzug breitet sich mehr Ruhe und Gelassenheit in dir aus. Genieße das Ankommen im Hier.

Wenn du merkst, dass dein Körper und Geist ruhiger werden, lass dich auf den Moment komplett ein. Versuche, alle Gedanken, die dir jetzt kommen, sanft aber bestimmt wegzuschieben und dich nur auf deinen Körper im Hier und Jetzt zu fokussieren. Wie fühlt sich der Untergrund an, auf dem du liegst? Wo berührt dein Körper diesen? Wo fühlt sich dein Körper leicht an? Wo liegt er weich und angenehm schwer auf dem Untergrund? Je mehr du dich auf deinen wunderbaren Körper einlässt, desto leichter wird es dir fallen, den Alltag mit seinen Problemen hinter dir zu lassen.

Bewusst fühlen

Jetzt beginnst du damit, bewusst durch deinen Körper zu wandeln und jedem einzelnen Körperteil nacheinander deine Aufmerksamkeit zu schenken. Es kann sein, dass einzelne Körperstellen auf dem Weg deiner Wanderung mehr Beachtung benötigen als andere. Vielleicht sind sie verspannt. Nimm dir für diese Körperregionen einfach so viel Zeit, wie es dir angenehm ist und spüre intensiver hinein. Schicke Wärme, Licht und Energie in diese Bereiche. Wenn du zwischendurch das Gefühl hast, du liegst noch nicht bequem, kannst du die Position jederzeit korrigieren.

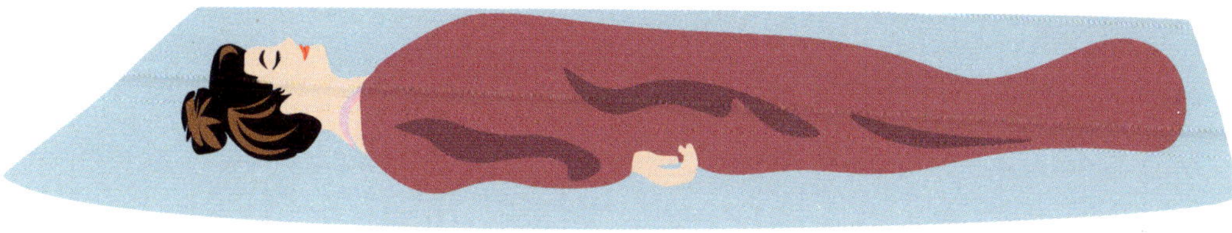

Beginn deine Reise bei den Füßen. Unsere Füße tragen uns Tag für Tag durchs Leben. Indem wir mit ihnen starten, würdigen wir sie. Wie liegen sie? Wo berühren deine Waden die Unterlage? Du wanderst weiter über die Knie zu den Oberschenkeln und dann zum Becken. Auch in diese Körperregionen schickst du Wärme und Liebe. Visualisiere deine Blase, spüre dann in deinen Darm hinein und wandere langsam weiter bis zu deinem Magen. Wenn du willst, kannst du der Reihe nach in alle deine Organe hineinspüren. Liebe wärmt dein Herz und ein Lächeln breitet sich auf deinem Gesicht aus. Achte hier noch einmal ganz bewusst auf deine Atmung und komm in der Lunge an. Sie versorgt dich täglich mit frischer Energie. Innerer Friede und Harmonie breiten sich in dir aus.

Fokussiere deine Achtsamkeit auf deine Schultern und deinen Rücken. Wie spürst du ihn? Verkrampfst und verspannst du dich dort, weil du zu viel trägst? Sowohl physische als auch seelische Last beschwert deine Schultern. Fühle in jede kleine Ecke deines Rückens und deines Schulterbereichs hinein.

Weiter geht es zu den Armen. Wie fühlen sie sich an? Sind sie angenehm schwer oder versuchst du noch, sie bewusst in einer Haltung neben deinem Körper zu positionieren? Lass sie schwer auf dem Boden liegen, der Boden trägt sie, fängt sie auf. Es ist ein ganz wunderbares Gefühl, wenn deine Arme und Hände jetzt einmal nichts tun müssen. Genieße diesen Moment.

Lächeln lockert

Deine Reise führt dich jetzt zu deinem Gesicht. Spürst du hier noch Falten, die du glätten kannst, oder Verspannungen? Beißt du vielleicht noch, wie üblich, deine Zähne zusammen? Lockere dein Kinn und die Stirn, schenke dir selbst ein Lächeln.

Spürst du, wie sich die Wahrnehmung deines gesamten Körpers verändert hat? Wie Ruhe eingekehrt ist?

Verweile noch eine Zeit lang in dieser entspannten Position. Wenn du das Gefühl hast, genug nachgespürt zu haben, nimm einige bewusste tiefe Atemzüge und bringe deinen Geist ins Hier zurück. Lass dir jedoch Zeit beim Aufstehen. Roll dich hierfür auf die rechte Seite, winkle deine Beine an und komm langsam wieder zum Sitzen.

Mit dieser Meditation kommst du ganz gezielt zu dir. Du nimmst dir wertvolle Zeit ganz für dich alleine, weil du dich wertschätzt und dich liebst.

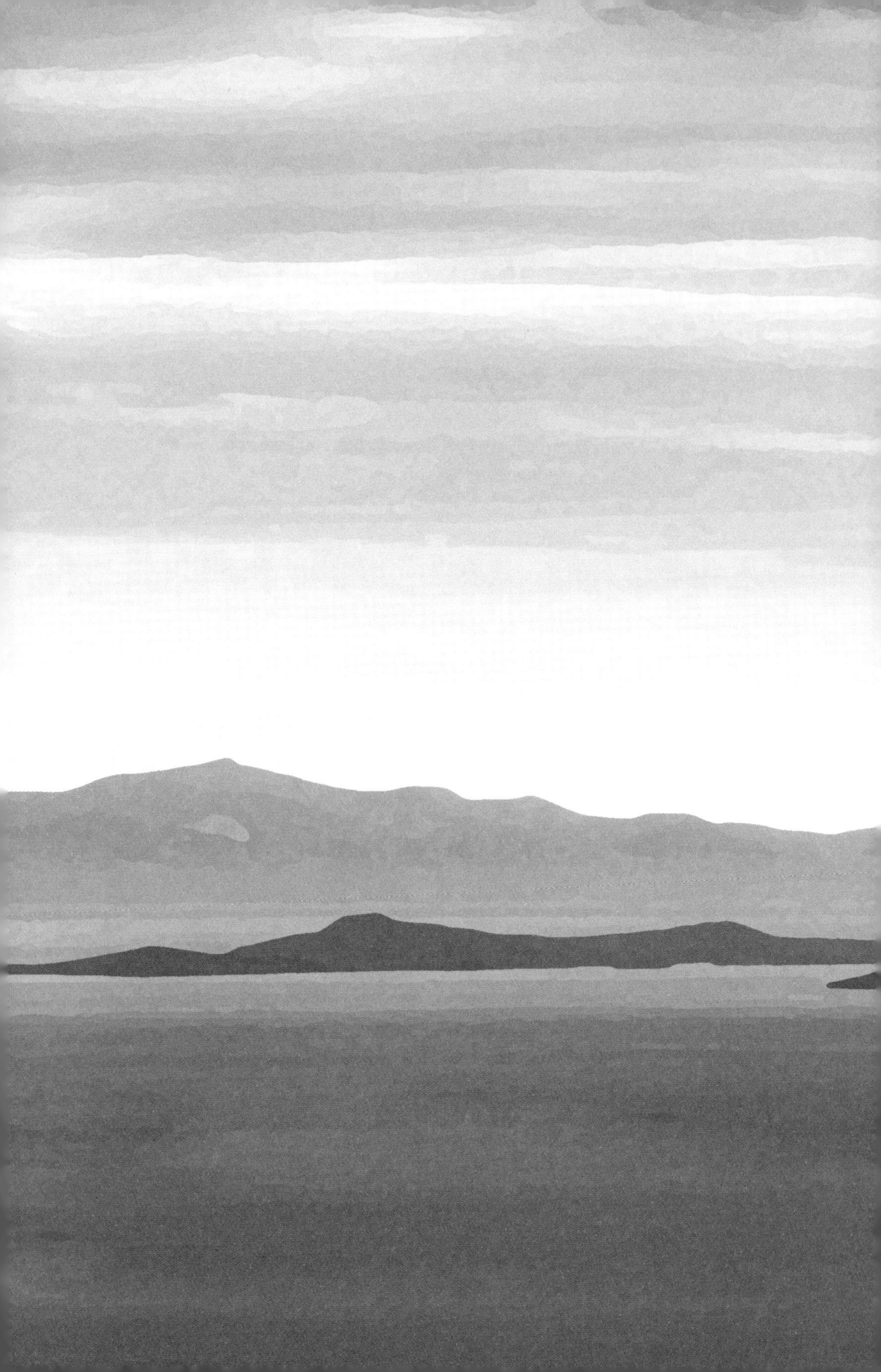

Nicht das Beginnen wird belohnt,
sondern einzig und allein
das Durchhalten.

Buddha

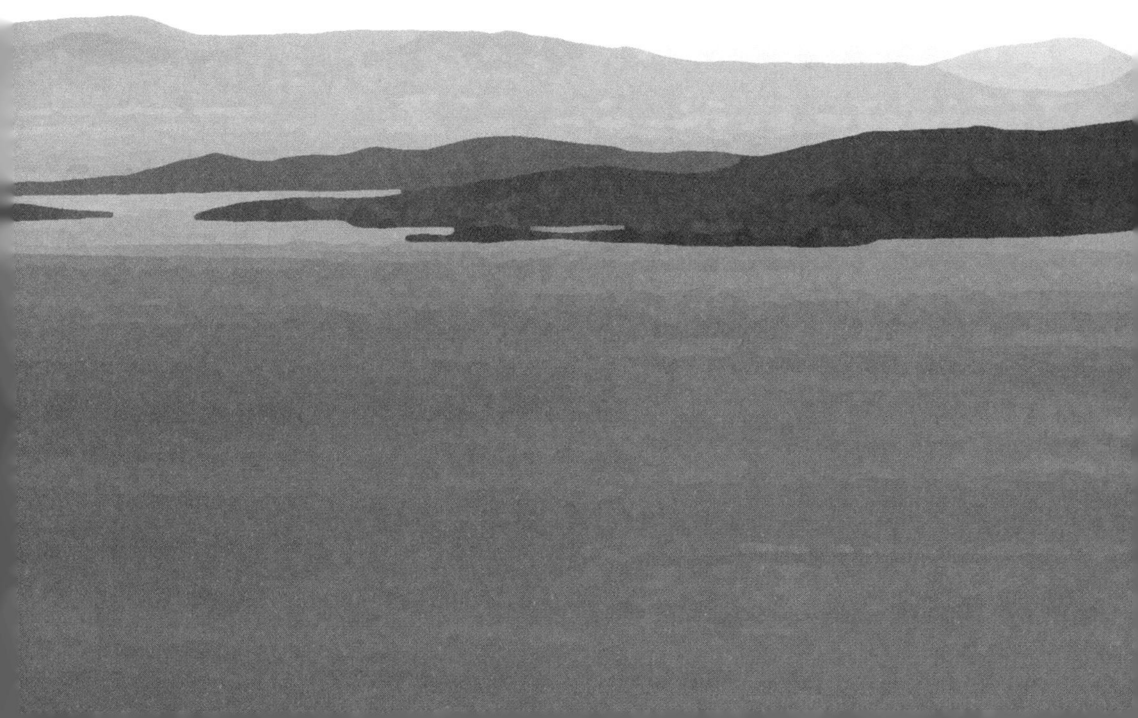

Yoga

Flows

Guten-Morgen-Flow

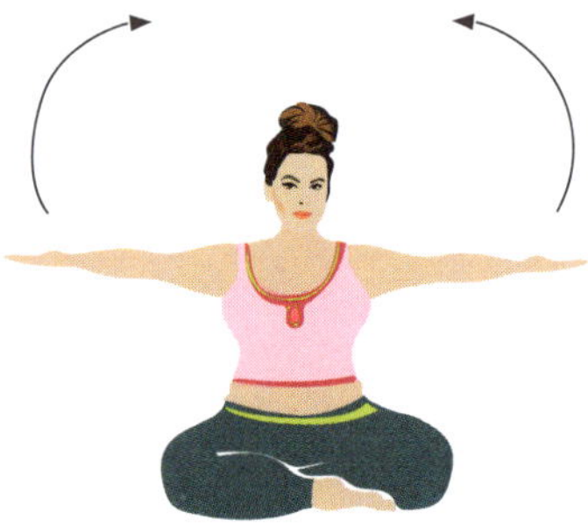

1 Sonnenatmung
(Seite 110)

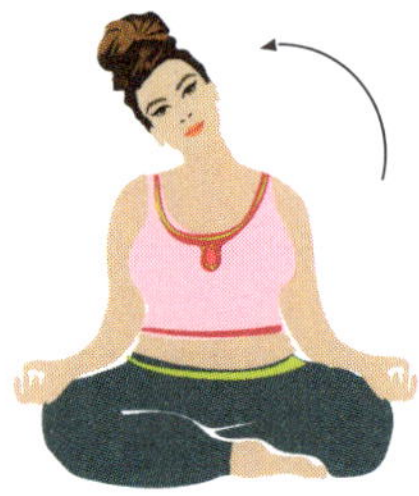

2 Nackenstrecken
(Seite 48)

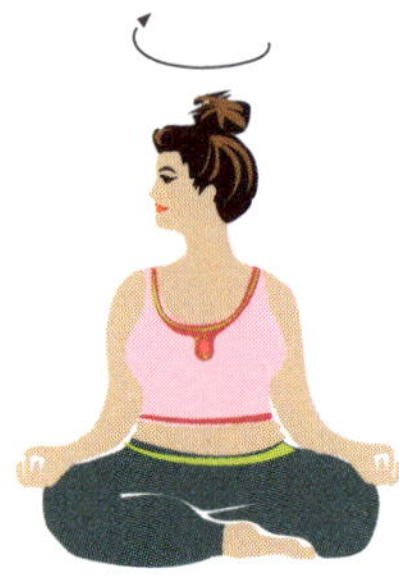

3 Kopfdrehen
(Seite 50)

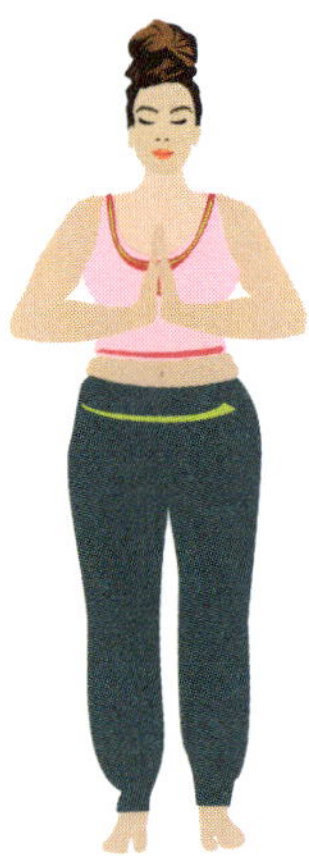

11 Gebetshaltung
(Seite 77)

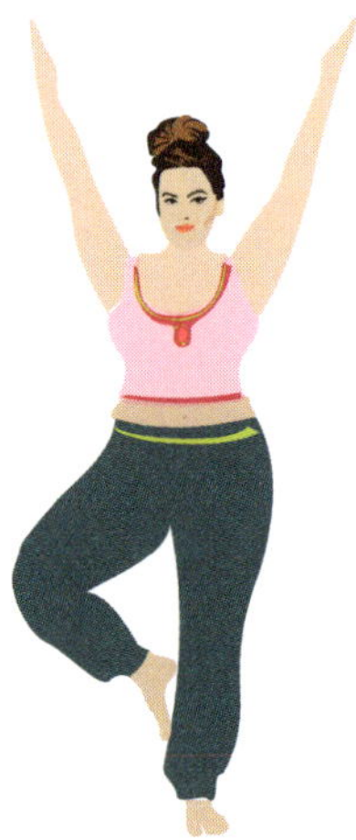

10 Berg
(Seite 41)

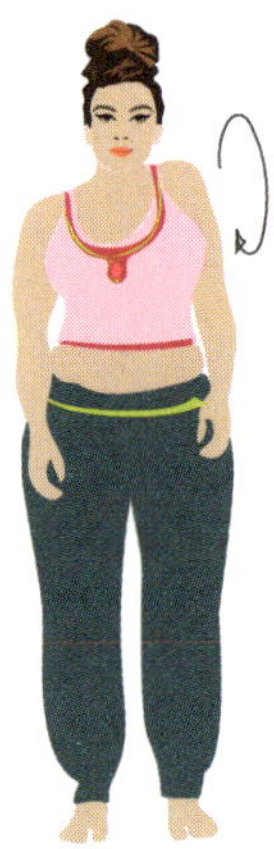

9 Schulterkreisen
(Seite 54)

>> Lass mit dieser Übungsserie deinen Körper vollgetankt mit Sauerstoff und damit Energie gut gelaunt in den Tag starten. <<

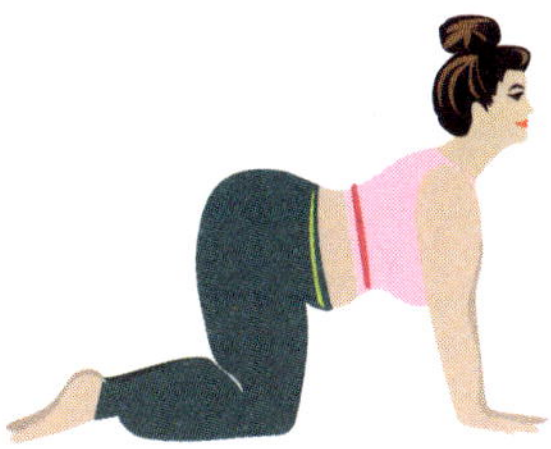

4 Kuh
(Seite 58)

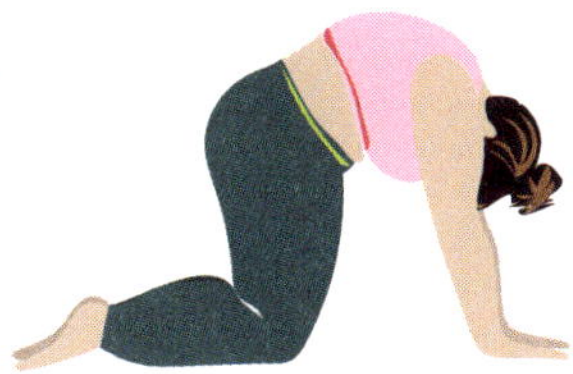

5 Katze
(Seite 58)

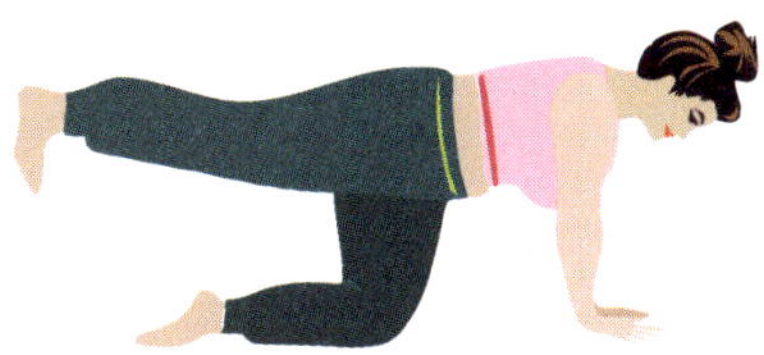

6 Diagonale Katze
(Seite 96)

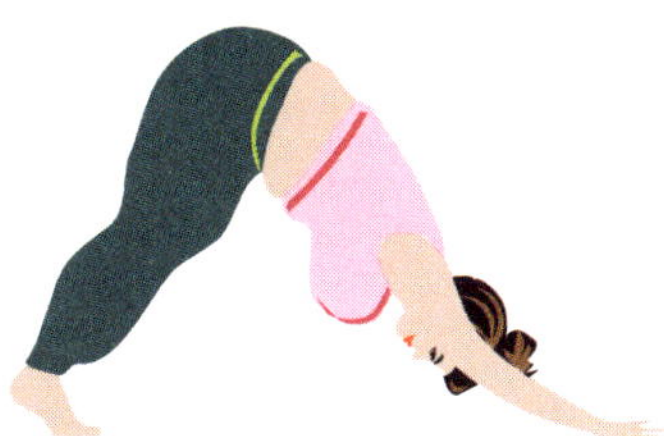

7 Herabschauender Hund
(Seite 66)

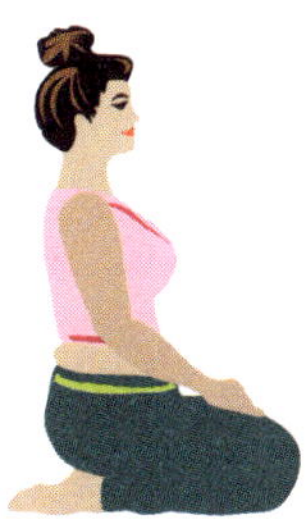

8 Fersensitz
(Seite 36)

Guten-Abend-Flow

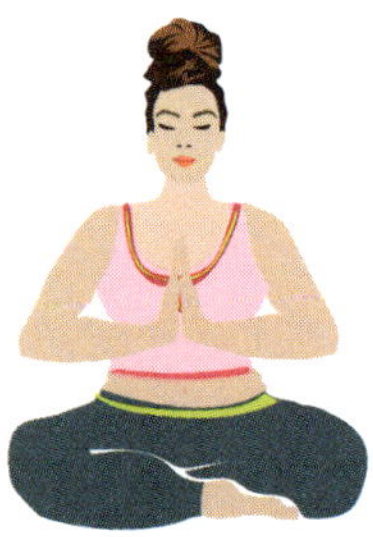

1 bewusstes Atmen
in der Gebetshaltung
(Seite 30)

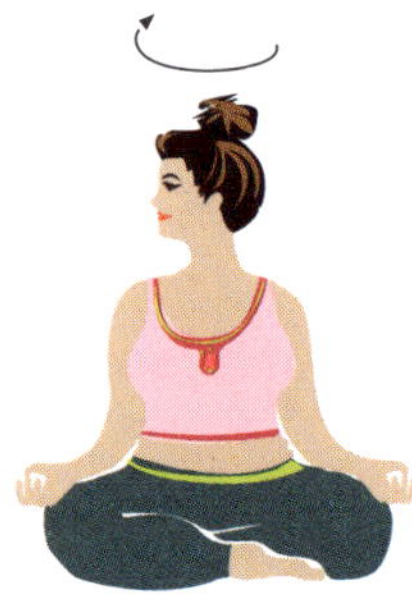

2 Kopfdrehen
(Seite 50)

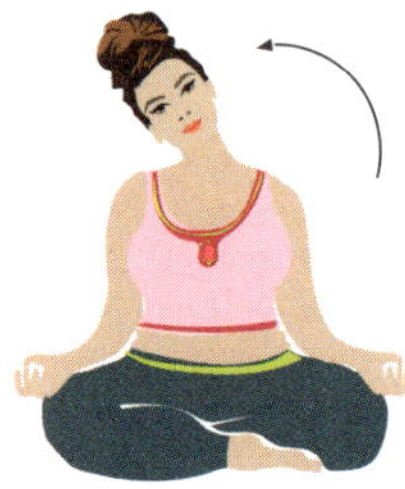

3 Nackenstrecken
(Seite 58)

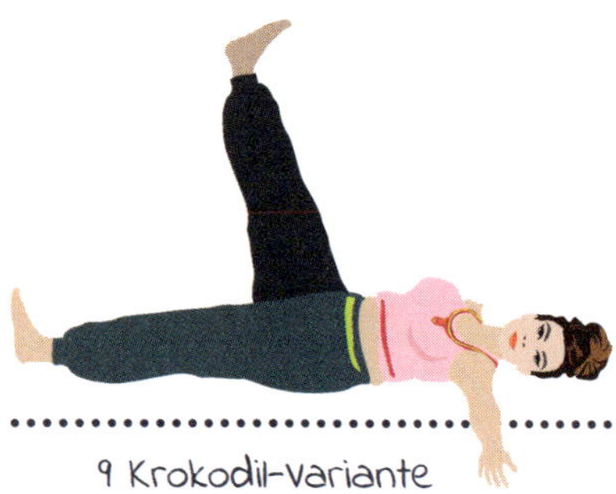

9 Krokodil-Variante
(Seite 125)

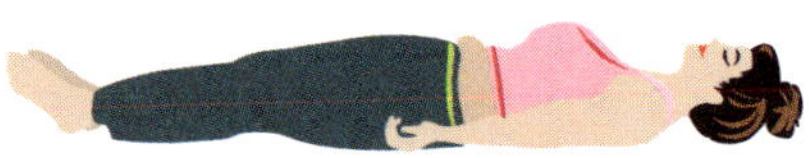

10 Schlussentspannung
(Seite 128)

» Entledige dich mit diesem Flow der Verspannungen, die sich den Tag über angesammelt haben und bereite deinen Kreislauf sowie deinen Geist auf den Schlaf vor. «

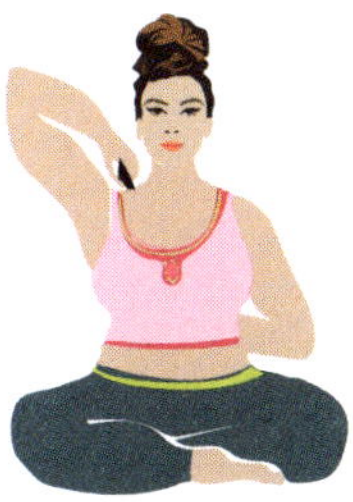

4 Halbes Kuhgesicht
(Seite 56)

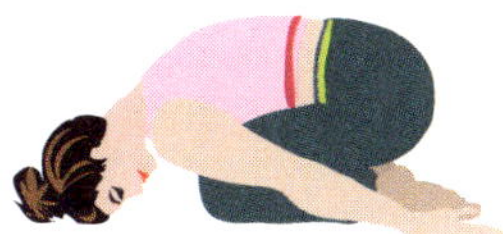

5 Kind
(Seite 38)

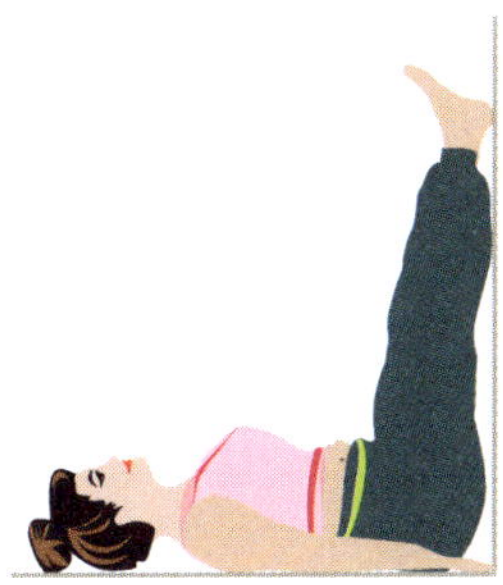

6 Halbe Kerze
(Seite 126)

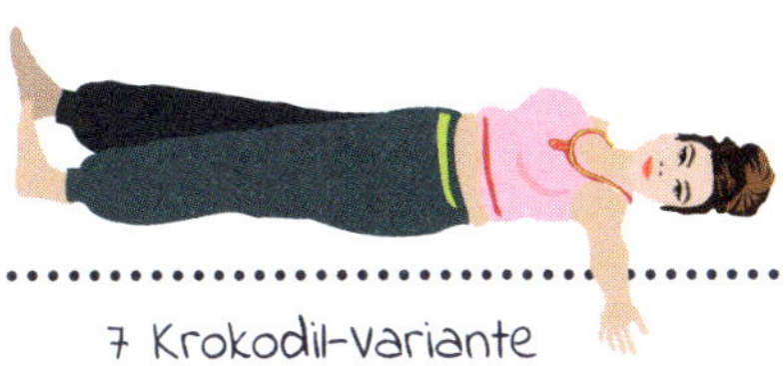

7 Krokodil-Variante
(Seite 125)

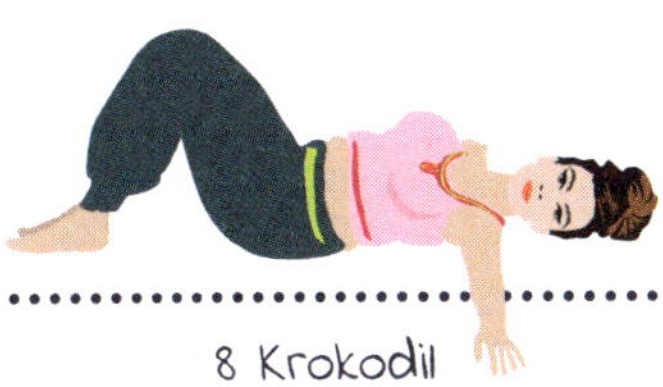

8 Krokodil
(Seite 124)

Lass-mal-locker-Flow

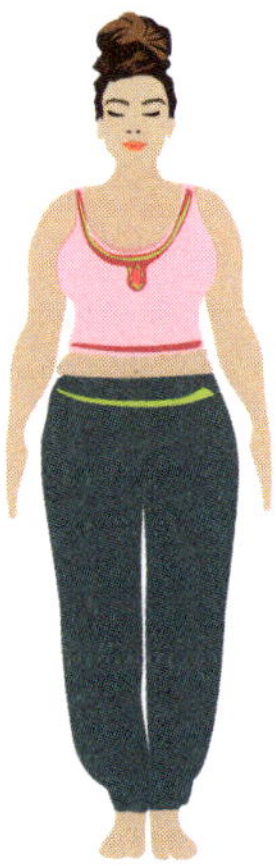

1 Berg
(Seite 41)

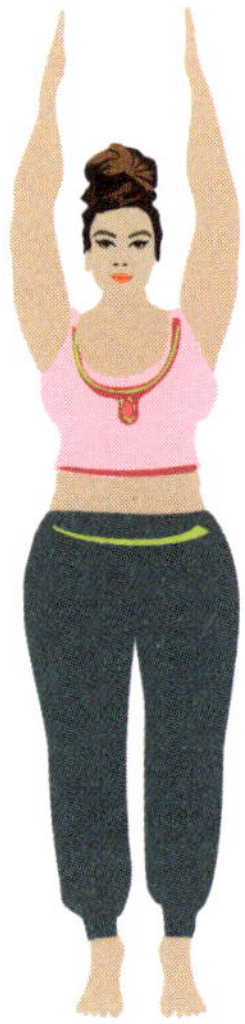

2 Himmelstrecken
(Seite 60)

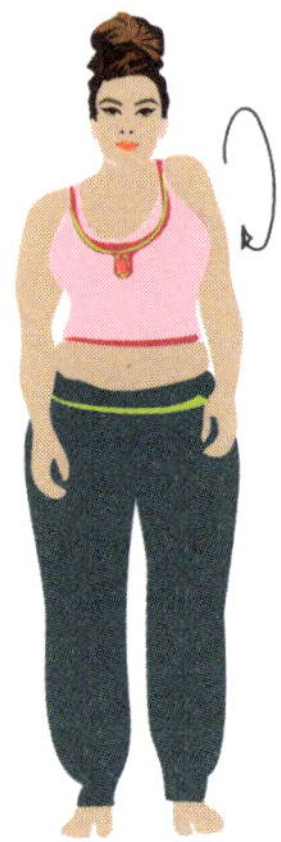

3 Schulterkreisen
(Seite 54)

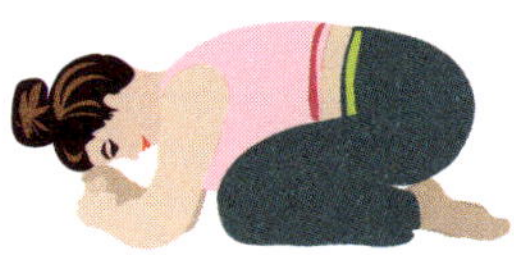

10 Kind
(Seite 38)

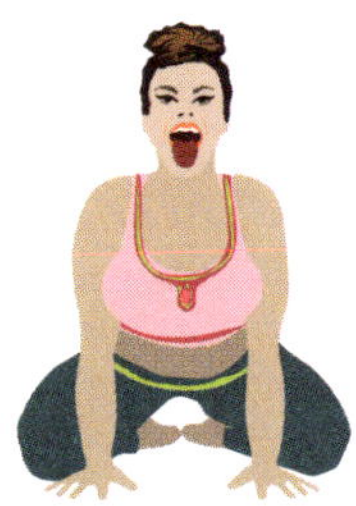

9 Löwin
(Seite 116)

» Such dir ein ruhiges Plätzchen und lass deine verkrampften Schulterblätter, deine Nackenmuskeln und deinen Geist eine Auszeit vom Arbeitsalltag nehmen. «

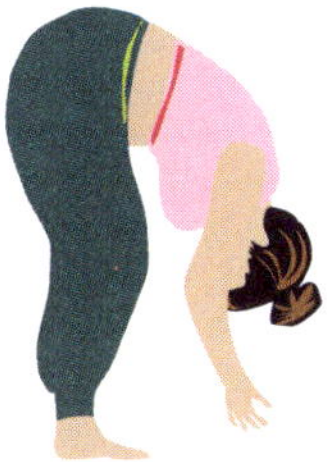

4 Vorbeuge
(Seite 72)

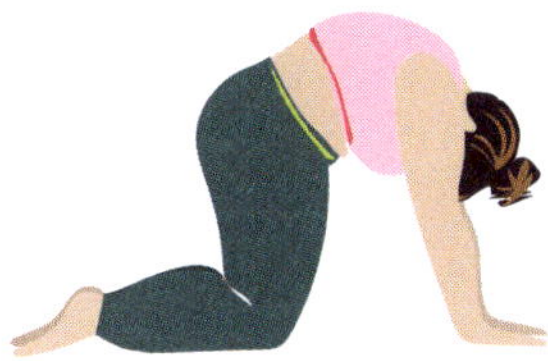

5 Katze
(Seite 58)

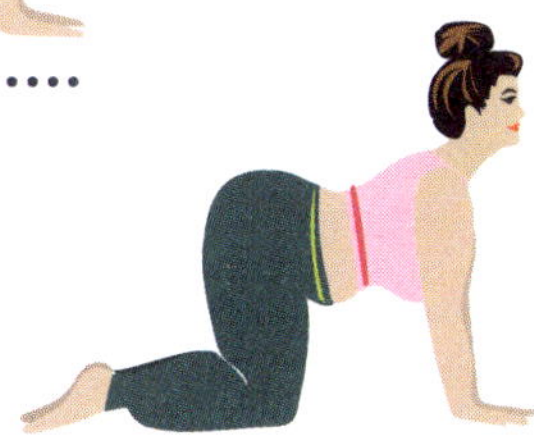

6 Kuh
(Seite 58)

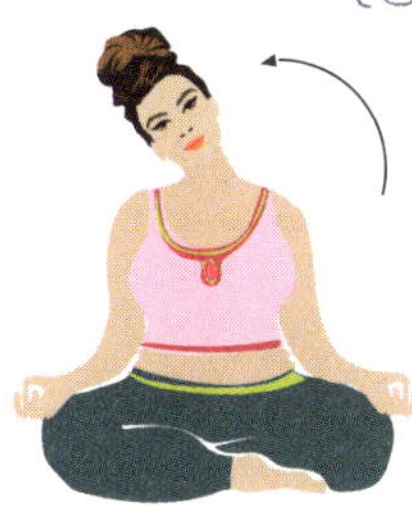

7 Nackenstrecken
(Seite 48)

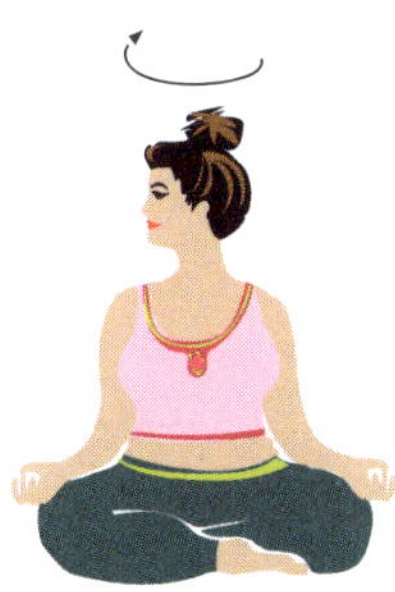

8 Kopfdrehen
(Seite 50)

Kraft-Flow

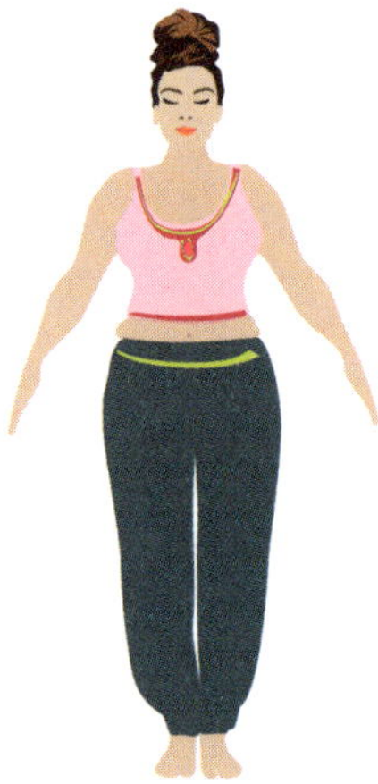

1 Berg
(Seite 41)

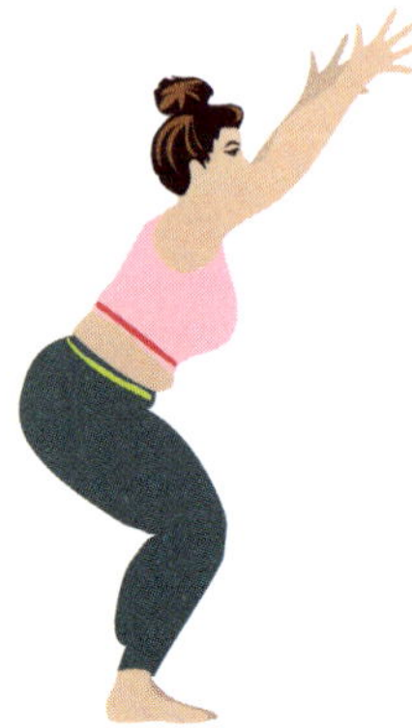

2 Stuhl
(Seite 82)

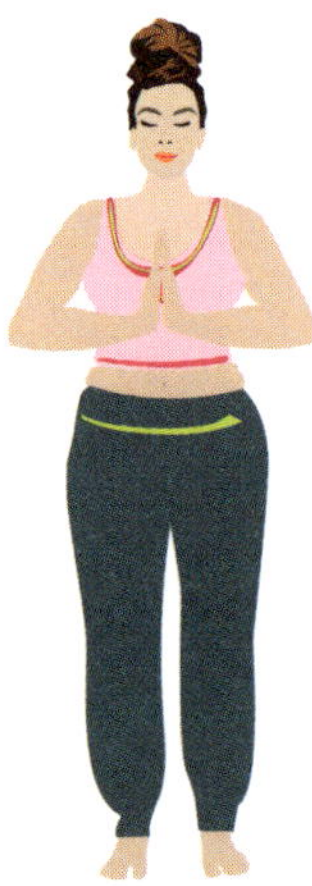

8 Gebetshaltung
(Seite 77)

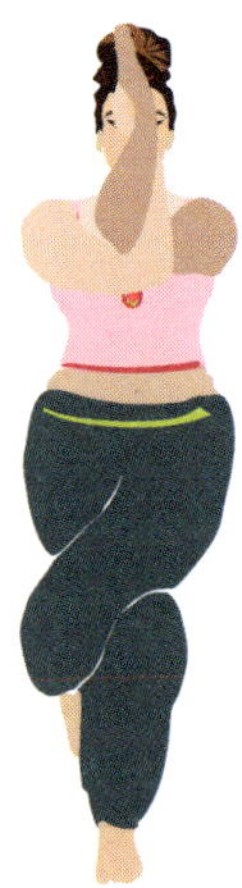

7 Adler
(Seite 90)

» Vor dieser Yoga-Einheit solltest du dich unbedingt aufwärmen, etwa mit drei Durchgängen vom Sonnengruß. Mit dem Kraft-Flow gehst du gedehnt und entspannt deinen Herausforderungen entgegen. «

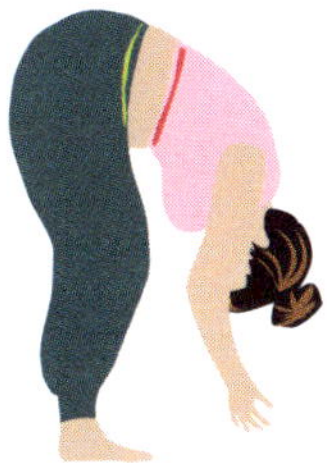

3 Vorbeuge

(Seite 72)

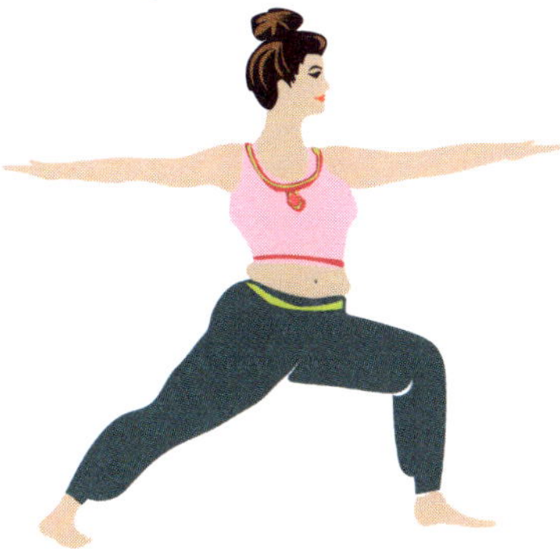

4 Heldin II

(Seite 86)

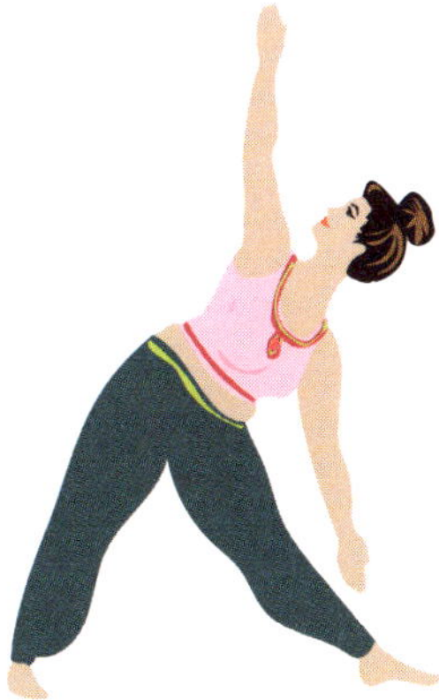

5 Dreieck

(Seite 100)

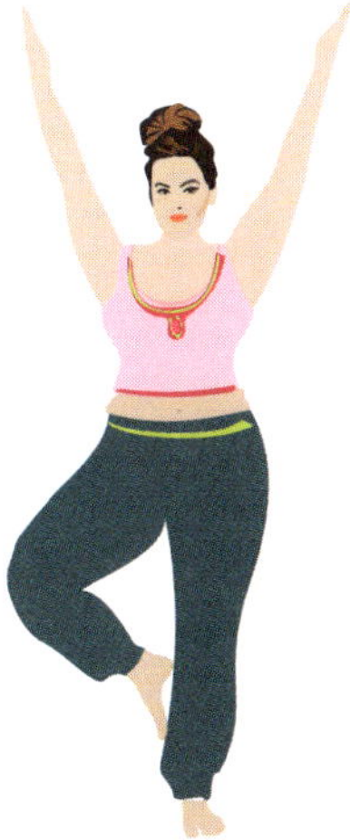

6 Baum

(Seite 98)

Anti-Kopfweh-Flow

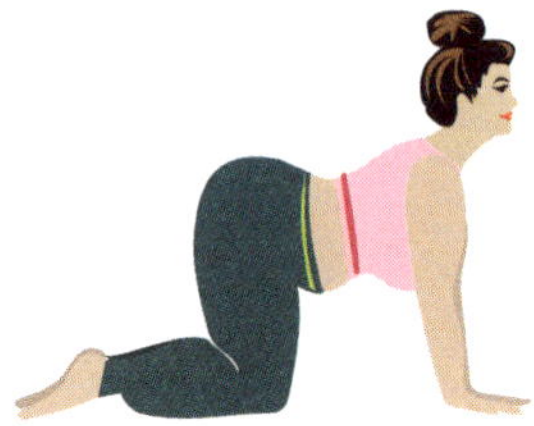

3 Kuh
(Seite 58)

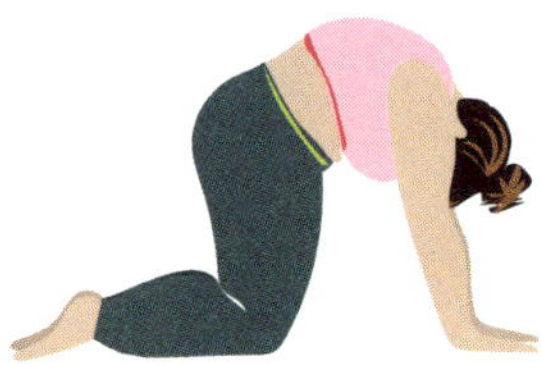

2 Katze
(Seite 58)

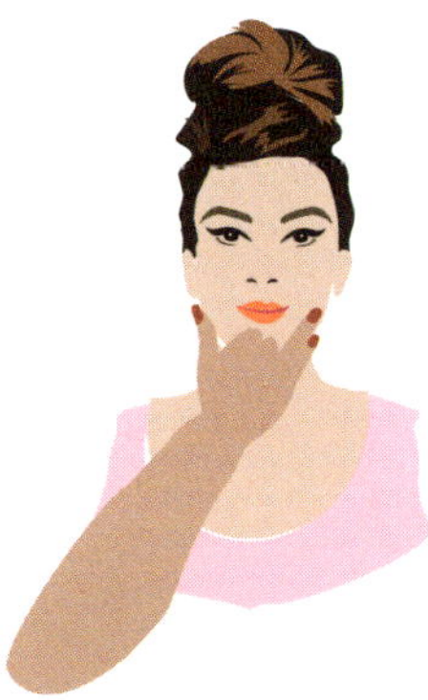

1 Wechselatmung
(Seite 112)

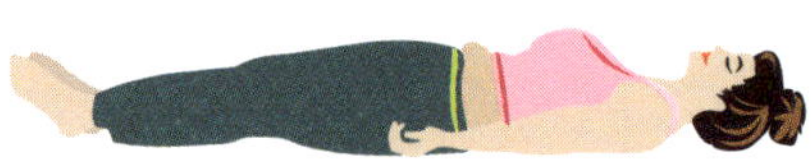

9 Schlussentspannung
(Seite 128)

Diese Übungssequenz stößt deinen Kreislauf sanft an, ohne das Blut zu sehr in Wallung zu bringen. Mit frischer Energie und leichten Beinen fühlt sich auch der angestrengte Kopf entlastet an.

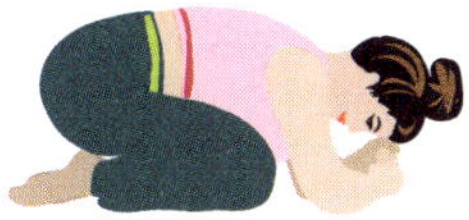

4 Kind
(Seite 38)

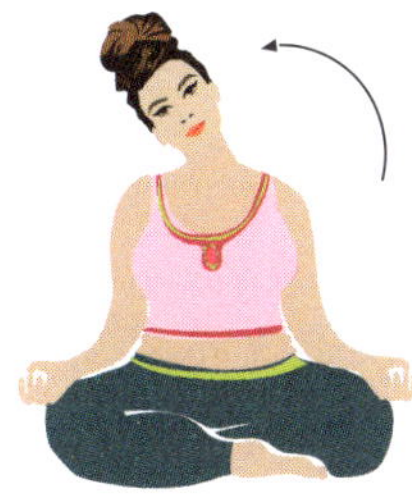

5 Nackenstrecken
(Seite 48)

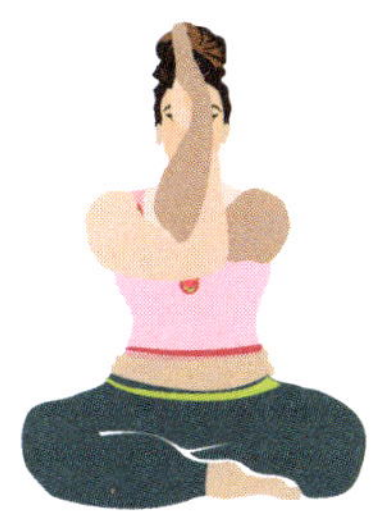

6 Adler im Sitzen
(Seite 90)

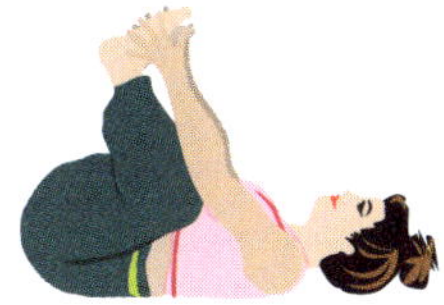

7 Happy Baby
(Seite 122)

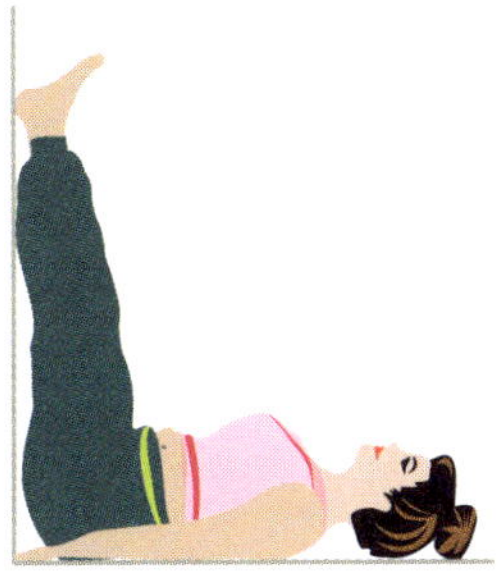

8 Halbe Kerze
(Seite 126)

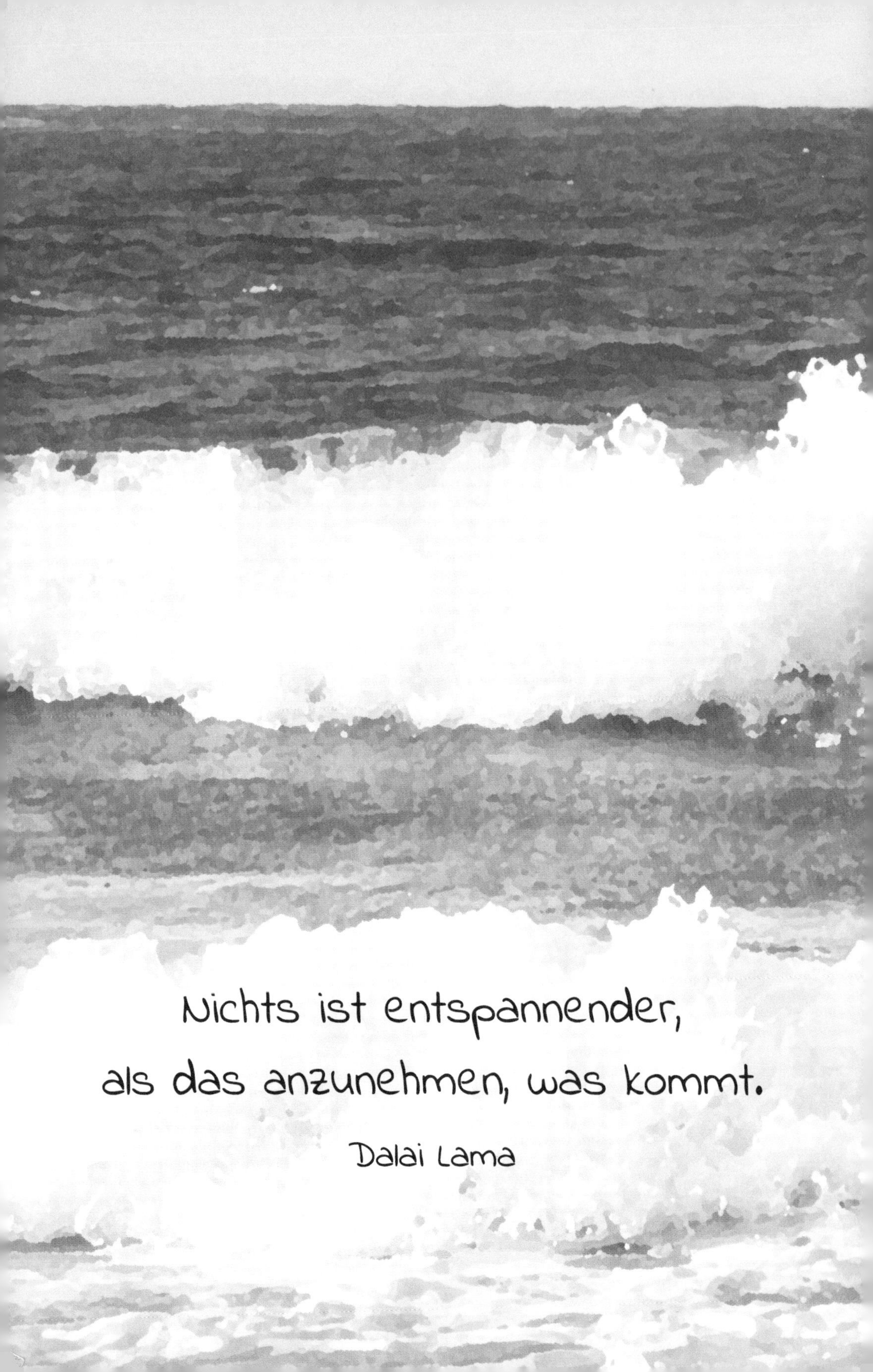

Nichts ist entspannender,
als das anzunehmen, was kommt.

Dalai Lama

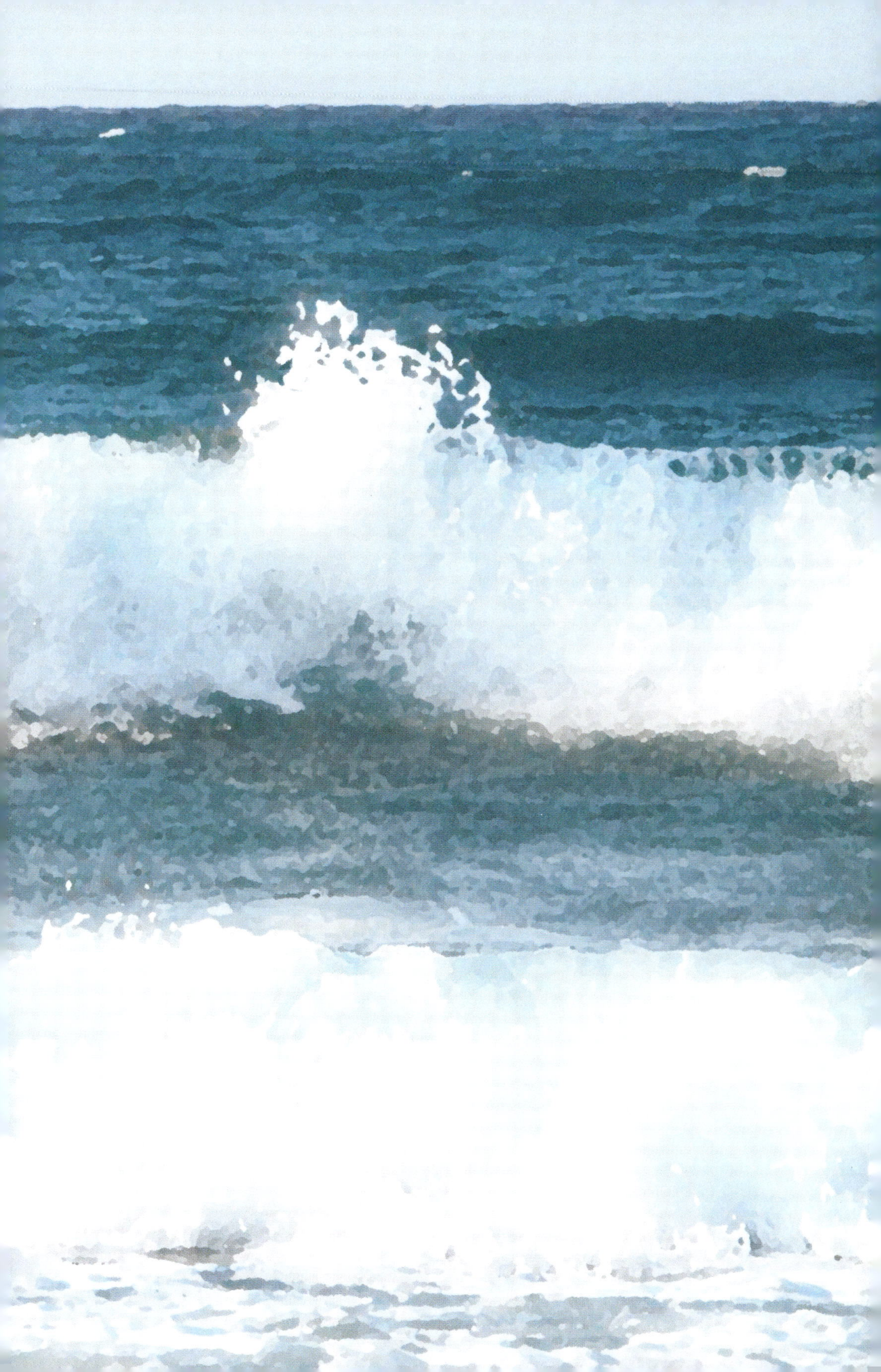

Register

Die Autorin

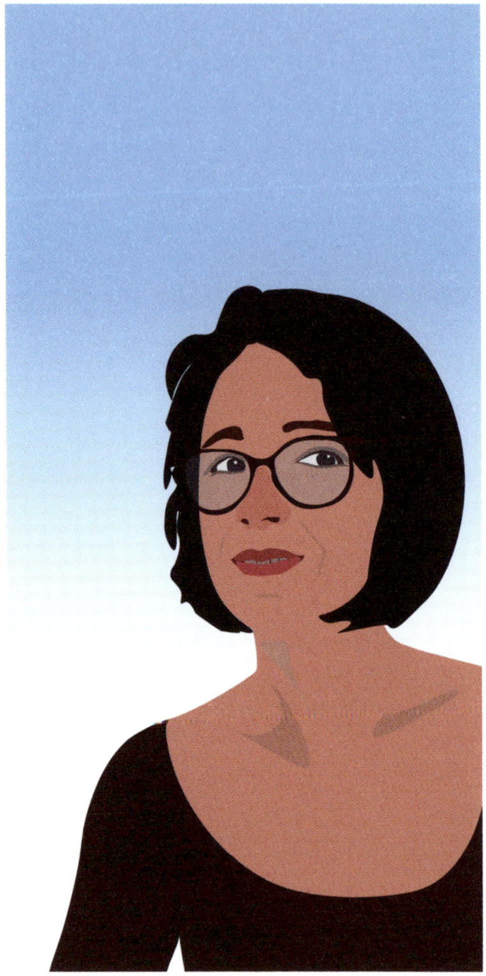

»Yoga bedeutet für mich Lebensfreude und innerer Frieden zugleich. Mit diesem Buch möchte ich Frauen Mut machen, sich so zu lieben und anzunehmen, wie sie sind.«

Daphne Patellis ist Illustratorin, Autorin und Yogini aus Leidenschaft. Yoga für starke Frauen ist ihr erstes eigenes Yoga-Buch, das sie mit viel Herzblut umgesetzt hat. Bereits vorher illustrierte sie ein Yoga-Buch zum Thema Achtsamkeit. Dies inspirierte sie, ihre Begeisterung zu Yoga selbst als Buch umzusetzen. Die Kernidee zu diesem Buch kam nicht von ungefähr, denn Gewichtsprobleme nach der Geburt ihres zweiten Kindes brachten sie aus der Balance. Durch eine Freundin fand sie schließlich den Zugang zu Yoga. Seit nun 18 Jahren ist die indische Lebensphilosophie fester Bestandteil ihres Alltags. Die Kombination von Bewegung und Meditation ließ sie zu ihrem ursprünglichen selbstbewussten Ich zurückfinden.

Danksagung

Mein besonderer Dank gilt Barbara Fergg, die mir mit ihren Fachkenntnissen allzeit beratend zur Seite stand. Mehr über Barbara, ärztlich geprüfte Yoga-Lehrerin, findet ihr hier: www.mein-flow.de.

Ganz herzlich möchte ich mich auch bei meiner Tochter Seraphina bedanken, mit der ich alle Übungsfolgen mit viel Freude getestet habe. Dies gilt ebenso für Veronica Ziegler, die mich in Sachen Text und Korrekturlesen unterstützt hat.

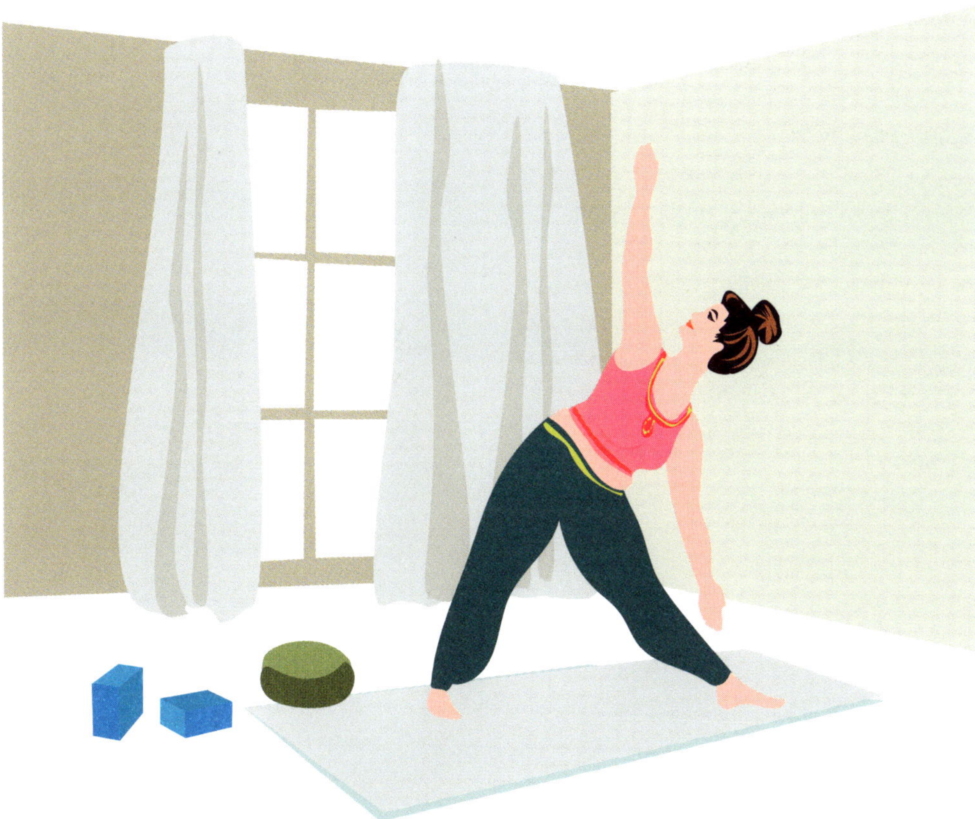

Impressum

Produktmanagement: Doreen Wolff
Textredaktion: Annika Genning, Text-Genuss
Korrektorat: Franziska Sorgenfrei
Layout und Satz: Silke Schüler
Umschlaggestaltung: *zeichenpool, München unter Verwendung von Illustrationen von Daphne Patellis
Repro: Repro Ludwig, Zell am See
Herstellung: Barbara Uhlig

Printed in Slovenia by Florjancic

Unser komplettes Programm finden Sie unter

www.christian-verlag.de

Alle Angaben, Ratschläge und Übungen dieses Werkes wurden von der Autorin sorgfältig recherchiert und auf den neuesten Stand gebracht sowie vom Verlag geprüft. Lassen Sie sich in allen Zweifelsfällen zuvor durch einen Arzt oder Therapeuten beraten. Die im Buch enthaltenen Informationen ersetzen in keinem Fall ärztliche Hilfe oder Rat. Weder die Autorin noch der Verlag können für eventuelle Nachteile oder Schäden, die aus den im Buch gegebenen praktischen Hinweisen entstehen, eine Haftung übernehmen.

Die Deutsche Nationalbibliothek verzeichnet diese Publikation in der Deutschen Nationalbibliografie; detaillierte bibliografische Daten sind im Internet über http://dnb.d-nb.de abrufbar.

ISBN 978-3-95961-157-2

★★★★★

Sind Sie mit diesem Titel zufrieden? Dann würden wir uns über Ihre Weiterempfehlung freuen.
Erzählen Sie es im Freundeskreis, berichten Sie Ihrem Buchhändler oder bewerten Sie bei Onlinekauf. Und wenn Sie Kritik, Korrekturen, Aktualisierungen haben, freuen wir uns über Ihre Nachricht an Christian Verlag, Postfach 40 02 09, D-80702 München oder per E-Mail an lektorat@verlagshaus.de

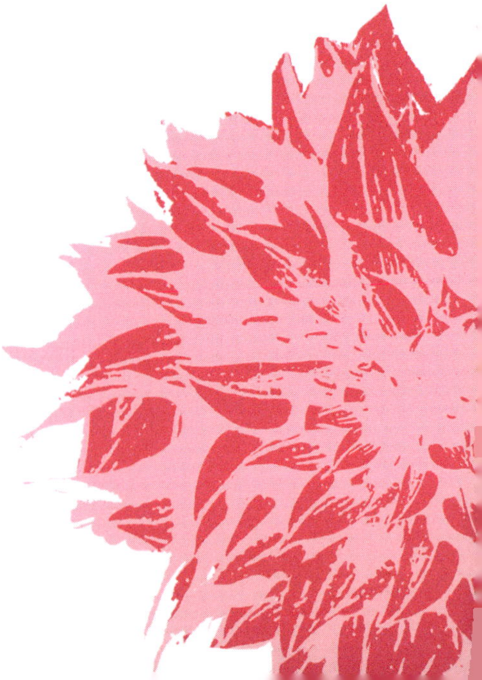